音楽療法
カンファレンス

日本音楽医療研究会 監修
呉　東進 編著

北大路書房

発刊にあたって

　ケースカンファレンスとは，ここであらためて述べるまでもなく，ある対象者の診断や治療・ケアなどについて，関係する医師や看護師，セラピスト，介護職員など多くの職種の人たちがそれぞれの立場から専門的に意見を述べ合って，日頃の疑問点や診断・治療・ケアの問題点・改善方法，今後の方針などを検討する会で，医療や介護の世界では日常的，定期的に開催されている。異なった職種の人たちが率直に意見を交わすことで，お互いに触発され，今まで知らなかったポイントに気づかされたり，間違った理解を修正したり，目からうろこの体験をすることもある。しかし，なぜか音楽療法の世界では，スーパーバイズということはよく耳にするが，カンファレンスを開いて検討するということはまれなことのようである。

　本書は2014年に刊行した『医学的音楽療法—基礎と臨床—』（北大路書房）の姉妹編として並行して企画されたもので，医療の現場で実際に音楽療法を実施して，どういう点に苦労して（困って）いるか，どういう音や音楽を使ってどういう反応があったか（なかったか），反応をよりよくするためにどういう工夫をしたか，等々について医師や音楽療法士，他の医療関係者なども交えてざっくばらんにディスカッションを行ったものを録音し，そのまま会話形式で書き起こしたものである。この本が一つの契機となって，音楽療法のカンファレンスがもっと開催されるようになるのではないか，それがひいては医学的音楽療法の理解，普及，実践につながるのではないか，という願いを込めて刊行したものである。医学的音楽療法に関わる多くの音楽療法士，医療関係者，介護関係者，学生などの参考になれば幸いである。

　なお，カンファレンスの対象者の特定を避けるために，カンファレンスに参加した関係者を章別でなく，まとめて記載したことをお断りしておく。

編者　呉　東進

目 次

発刊にあたって

第1章　意識障害　1

<症例>　随意運動の改善と意思表出によって遷延性意識障害を脱却した男性（40歳代）　1

（1）医学的診断と所見　1
（2）各療法と音楽療法の目的と経過　2
（3）音楽療法のプログラムの概要　5
セッションでの問題点と疑問点　6
ディスカッション　6
その後の対応　11

第2章　高次脳機能障害　13

<症例>　遂行（実行）機能の向上とADLの自立を目指している男性（30歳代）　13

（1）医学的診断と所見　13
（2）各療法と音楽療法の目的と経過　14
（3）音楽療法のプログラムの概要　16
セッションでの問題点と疑問点　17
ディスカッション　17
その後の対応　22

第3章　運動機能障害　23

<症例>　発話明瞭度と上肢運動機能の向上および高次脳機能障害の改善を目指す男性（20歳代）　23

（1）医学的診断と所見　23
（2）各療法と音楽療法の目的と経過　24
（3）音楽療法のプログラムの概要　26

セッションでの問題点と疑問点　27
　　　ディスカッション　27
　　　その後の対応　35

第4章　脳血管障害　37

　＜症例＞　左不全片麻痺女性患者（72歳，右利き）　37

　　　（1）医学的診断と所見　37
　　　（2）音楽療法の目的と経過　37
　　　（3）音楽療法のプログラムの概要　38
　　　セッションでの問題点と疑問点　38
　　　ディスカッション　38
　　　その後の対応　48

第5章　認知症　49

　＜症例＞　レビー小体型認知症（DLB）の女性患者（76歳，右利き）　49

　　　（1）医学的診断と所見　49
　　　（2）音楽療法の目的　49
　　　（3）音楽療法のプログラムの概要　50
　　　セッションでの問題点と疑問点　50
　　　ディスカッション　50
　　　その後の対応　69

第6章　失語症　71

　＜症例＞　慢性期失語症男性患者（51歳，右利き）　71

　　　（1）神経・神経心理学的所見　71
　　　（2）音楽療法の目的と経過　71
　　　（3）音楽療法のプログラムの概要　72
　　　セッションでの問題点と疑問点　72
　　　ディスカッション　72
　　　その後の対応　80

目 次

第7章　パーキンソン病　**81**

＜症例1＞　パーキンソン病患者A氏（67歳，男性）　81

（1）医学的診断と所見　81
（2）音楽療法の目的と経過　81
（3）音楽療法のセッションの概要　82
セッションでの問題点と疑問点　82
ディスカッション（音楽療法のビデオを供覧しながら）　83
その後の対応　94

＜症例2＞　パーキンソン病患者（7名の集団での音楽療法）　94

ディスカッション　94

第8章　筋萎縮性側索硬化症　**109**

＜症例1＞　A氏（50歳代，男性）　109

（1）現症　109
（2）音楽療法のセッションの概要　109
（3）音楽療法の目的と経過　110
（4）反応　110

＜症例2＞　B氏（60歳代，女性）　110

（1）現症　110
（2）音楽療法のセッションの概要　110
（3）音楽療法の目的と経過　111
（4）反応　111

＜症例3＞　C氏（70歳代，男性）　111

（1）現症　111
（2）音楽療法のセッションの概要　112
（3）音楽療法の目的と経過　112
（4）反応　112

＜症例4＞　D氏（60歳代，女性）　113

（1）現症　113
（2）音楽療法のセッションの概要　113
（3）音楽療法の目的と経過　113
（4）反応　114

　　　　セッションでの問題点と疑問点　　114
　　　　ディスカッション　　115

第9章　統合失調症　135

　　＜症例＞　入院中の統合失調症男性患者（78歳（X＋18年時））　　135

　　　　（1）医学的診断と所見　　135
　　　　（2）音楽療法の目的と経過　　135
　　　　（3）音楽療法のセッションの概要　　137
　　　　セッションでの問題点と疑問点　　138
　　　　ディスカッション　　139

第10章　自閉症スペクトラム　147

　　＜症例1＞　特別支援学校高等部3年に在籍する女子（18歳）　　147

　　　　（1）医学的診断と所見　　147
　　　　（2）音楽療法の目的と経過　　147
　　　　（3）音楽療法のセッションの概要　　148
　　　　セッションでの問題点と疑問点　　149
　　　　ディスカッション（音楽療法のビデオを供覧しながら）　　149
　　　　その後の対応　　153

　　＜症例2＞　特別支援学校小学部4年に在籍する男児（10歳）　　154

　　　　（1）医学的診断と所見　　154
　　　　（2）音楽療法の目的と経過　　154
　　　　（3）音楽療法のセッションの概要　　155
　　　　セッションでの問題点と疑問点　　156
　　　　ディスカッション（音楽療法のビデオを供覧しながら）　　156

第11章　けいれん発作　163

　　＜症例＞　特別支援学校小学部2年に在籍する男児（7歳）　　163

　　　　（1）医学的診断と最近の状態　　163
　　　　（2）音楽療法の目的と経過　　164
　　　　（3）音楽療法のセッションの概要　　164
　　　　セッションでの問題点と疑問点　　165
　　　　ディスカッション（音楽療法のビデオを供覧しながら）　　165

目　次

第12章　知的障害　175

＜症例＞　保育園と障害児通園施設に通っている女児（5歳9か月）　175

（1）医学的診断と所見　175
（2）音楽療法の目的と経過　176
（3）音楽療法のセッションの概要　176
セッションでの問題点と疑問点　177
ディスカッション（音楽療法のビデオを供覧しながら）　178

第13章　呼吸器疾患患者　191

＜症例＞　慢性閉塞性の肺疾患 COPD 男性患者（68歳）　191

（1）医学的診断と所見　191
（2）音楽療法の目的と経過　191
（3）音楽療法のセッションの概要　191
セッションでの問題点と疑問点　192
ディスカッション　192

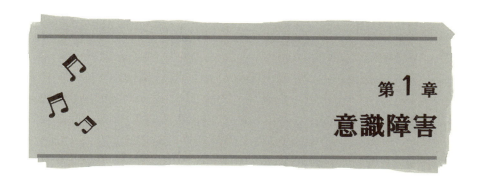

第1章
意識障害

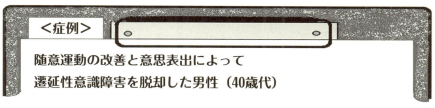

＜症例＞
随意運動の改善と意思表出によって
遷延性意識障害を脱却した男性（40歳代）

（1）医学的診断と所見

- ▶ 診断名：右急性硬膜下血腫，び慢性脳損傷，下肢多発骨折
- ▶ 障害名：遷延性意識障害，四肢麻痺
- ▶ 既往歴：眼科的疾患による失明

　自動車事故で受傷し，A病院へ搬送されました。意識レベルはジャパン・コーマ・スケール（Japan Coma Scale: JCS）200，上記診断にて開頭血腫除去術，外減圧術が施行されました。意識障害は遷延し，受傷2か月後頭蓋骨形成術が施行され，受傷4か月後B病院へ転院，胃ろう造設術が施行され，受傷11か月後に当院へ入院されました。入院時，全身の筋緊張が亢進し，四肢の拘縮が強い状態で，外的刺激に対する反応は乏しく，発声発語は認めませんでした。

　頭部CTでは右側頭葉と右前頭葉に挫傷を認め，MRI T2スター強調画像では，両側前頭葉，脳梁，視床の広範にわたって点状に出血痕を認めました。脳機能画像のPET／SPECTでは挫傷がある領域に加えて帯状回，小脳，後頭葉に相対的糖代謝・脳血流低下を認めました。

（2）各療法と音楽療法の目的と経過

　当院では，入院時より理学療法を5回／週，作業療法を3～4回／週，言語聴覚療法を3回／週の頻度でリハビリテーションを実施する中で，音楽療法を2回／週実施しました。

◆ 入院6か月後（受傷17か月後）のリハビリテーションの目的と経過の概要

1．理学療法（Physical Therapy: PT）

　現在，移乗動作等の介助量の軽減とリクライニング車いす乗車姿勢の改善を目的に，関節可動域訓練と端座位（ベッドの端に両下肢を下ろして座る姿勢）保持訓練を実施しています。入院時は，両下肢・体幹の筋緊張亢進が著明で全身の伸展パターンを認めました。両下肢の関節可動域制限も著明で，股関節屈曲可動域は右30°，左40°であり，リクライニング車いすには座席の背面を最大に倒して乗車していました。現在，股関節可動域は右70°，左75°に改善しており，リクライニング車いすには背面角度を上げて乗車しています。膝関節の可動域も徐々に改善し，左下肢はわずかに随意運動が見られるようになっています。また，頚部の緊張が緩和し，支持性や随意性が向上したため，頚部は随意的に回旋できるようになり，頭部を挙上した状態を数秒間保持することが可能となっています。

2．作業療法（Occupational Therapy: OT）

　現在，頚部・上肢機能の向上，コミュニケーション手段の獲得を目的に，関節可動域訓練と，上肢機能・手指の感覚機能に関する検査を実施しています。両上肢とも，入院時より両肩関節から手指にかけて著明な関節可動域制限，筋緊張の亢進を認めています。入院時，右上肢は母指と示指，左上肢は肘関節と全手指にわずかな随意運動が見られました。現在，右上肢は肘関節の伸展・屈曲と肘90°屈曲位での肩関節の内転・外転が一部可能となっています。上肢機能と手指の感覚機能については検査中ですが，肩甲帯の随意性は左側が優位，肘から末梢にかけての随意性は右側が優位，手指感覚は右側が機能的に優位であり，両上肢の機能は点在している状態です。コミュニケーションについて，発語が見られるようになりましたが，Yes／Noの表出は主として頷きで行っており，その他の手段としてボタンスイッチを練習中です。右母指，示指での操作は可能ですが，筋緊

張の亢進によりボタンが離せないことがあるため，実用的な使用に向けてポジショニングやボタン操作方法などの検討を行っています。

3．言語聴覚療法（Speech Therapy: ST）

現在，嚥下機能の向上，精神・言語機能の向上を目的に，嚥下・摂食訓練，構音訓練，記憶訓練などの高次脳機能課題を行っています。嚥下機能について，入院時は重度の嚥下障害を呈しており，訓練用ゼリーの摂取において送り込み障害や嚥下反射の惹起の遅延，咽頭残留が見られました。その後徐々に改善され，現在の嚥下障害は中等度で，ゼリー食を摂取されています。精神・言語機能について，受傷13か月頃頷きでのYes／No反応は覚醒に左右されやすく浮動的でしたが，その後意識状態は徐々に改善し，現在では以前と比べ理解の向上を認めます。言語表出面では受傷16か月頃より発語が認められるようになりましたが，気息性嗄声[注1]（p.10参照）と中等度の構音障害を認め，発話明瞭度は3～4（内容を知っていればわかる～時々わかる）で，聞き手に配慮を要します。口頭でのコミュニケーションが可能となったため，一部の認知機能検査を施行したところ，記憶力や注意力に関する項目に低下を認めました。

[注1]
気息性嗄声：息漏れ音を伴うかすれ声のことをいう。最重度の場合は失声となる。反回神経麻痺や声帯溝症（みぞしょう）などで認められる。声門閉鎖不全のために，発話の短いとぎれを合併しやすい。

◆ 音楽療法（Music Therapy: MT）の目的と経過

現在，発声・発語および発動性の向上を目的として，呼気を使う楽器奏，歌唱，音楽ゲームや選曲，ギターの爪弾き奏などを実施しています。

音楽的背景について，合唱部で歌を歌ったり，管楽器を吹いたりなどの音楽経験があり，日常的には音楽鑑賞を趣味とされてきました。

入院当初，両上肢とも肘・手および指関節は屈曲した肢位で拘縮しており，頚部はやや左回旋位，全身の筋緊張が亢進し体幹は反り返っている状態で，好んで聴取されていた音楽やご家族の声を聴かせても表情変化は見られませんでした。

音楽療法では，当初，筋緊張の緩和と反応性の向上を目的として，好みの音楽聴取や，楽器に触れて音を出すなどの感覚刺激を行いました。音楽－反応評価表

表1-1 音楽-反応評価表 （奥村ほか，2008，著者一部改変）

1） 音楽-反応評価表	2点	1点	0点
1．感覚的反応　　　　　　／12点			
1	突然の音刺激（太鼓・シンバルなど）の音に対し驚愕反射や開眼反応がある			
2	音に対する音源定位反応（音のする方向を見るなど）がある			
3	楽器類に対する追視反応がある　オーシャンドラム・ツリーチャイム・タンバリン・フルーツマラカス（　　）			
4	聴覚刺激によって開眼（その他　　　　）反応が持続する			
5	触覚刺激によって開眼（その他　　　　）反応が持続する			
6	運動刺激によって開眼（その他　　　　）反応が持続する			
2．情緒的反応　　　　　　／8点			
1	音楽聴取によって開眼（その他　　　　）反応が持続する			
2	聴取する音楽のちがいによって表情変化（　　　　　　）がある			
3	近親者の声や呼名に対して表情変化（　　　　　　）がある			
4	歌詞や曲名，歌手名，近親者の名前など，言語的な聴覚刺激に対して表情変化（　　　　　　）がある			
3．随意的運動反応　　　　　／8点			
1	指し示した楽器が注視できる			
2	楽器類に対してリーチング動作がある			
3	楽器類に対して離握動作がある			
4	上肢や下肢に楽器を鳴らそうとする動きがある			
4．Yes/No反応　　　　　　／8点			
1	言語やジェスチャーの指示により身体の一部を動かす／注視することができる			
2	形状や色の提示で楽器が同定できる（1/2選択）			
3	音の提示で楽器が同定できる（1/2選択）			
4	名称で楽器が同定できる，楽曲を聴いて題名が同定できる（1/2選択）			

※80％以上の確率でできれば2点，40〜70％は1点，30％以下は0点

合計　　　　／36　点

（表1-1，奥村ほか，2014）の得点は8／36点（感覚的反応6／12点，情緒的反応1／8点，随意的運動反応1／8点，Yes／No反応0／8点）．音刺激によって開眼され，音源方向に顔を向けたり，声かけで頷いたりするような頸部の動き

がわずかに見られましたが，再現性に乏しく，すぐ閉眼される状態でした。また，右母指と左示指にはわずかに随意運動が見られましたが，手指の拘縮が強く伸展することができなかったため，音を出す動作の有無は確認できませんでした。

　全身の筋緊張の緩和が図られるに従い，右母指と左示指を他動的に伸展させることが可能となり，受傷13か月頃，右母指はギターの弦に指を導けば，弦を爪弾く動作が見られるようになり，頸部の回旋や頷きの動作は再現性が向上しました。また，開口に応じる口唇の動きがわずかに見られるようになり，徐々に歌詞や口語に応じた構音や，笛吹きができるようになりましたが，構音は不明瞭で発声は見られませんでした。そのため，右母指と頷きを使って音楽等を選択する活動と，歌唱や笛を使って発声発語器官を刺激する活動を取り入れました。

　受傷16か月，音楽－反応評価表の得点は27／36点（感覚的反応10／12点，情緒的反応6／8点，随意的運動反応3／8点，Yes／No反応8／8点）．活動中開眼が続いており，親しい人の声かけなどで笑顔が見られ，右母指を使った合図や頷き動作で既知の楽曲の題名や歌手名がおおむね正しく選択できていました。また，この頃から発声が見られるようになりましたが，構音が不明瞭で，ささやくような小さな声であるため，聞き取りにくい状態です。このように，わずかな運動表出によって意思疎通が図れるようになり，音楽では本人が聴きたい曲を選択して聴く活動が定着しました。

（3）音楽療法のプログラムの概要

1. あいさつ（開始の合図）
　ギターを用いた『はじまりの歌』の弾き歌いに参加する。
2. 発声発語器官への刺激（ため息発声 and 笛吹き）
　頸部のストレッチ体操後，ため息発声と呼気を使って長く笛を吹く練習をする。
3. 聴覚認知および感情への刺激（音楽ゲーム or 選曲）
　音楽を聴いて曲名や歌手名を当てる，メロディを弁別するなどの課題を3～4つの選択肢の中から選んで行う。用意された複数の音楽の中から自分の聴きたい曲を選択して聴取したり歌唱したりする。
4. 随意運動への刺激（楽器活動）

ギターやオートハープの弦を爪弾いて音を出す。
5．終了のあいさつ
活動内容を振り返って終了。

❓ セッションでの問題点と疑問点

1．随意運動について
2．発声発語とコミュニケーションについて

 ## ディスカッション

——随意運動について——

医師（以下，Ｄｒ）：入院当初は，筋緊張が亢進していたので，筋緊張を緩和する薬を使いました。筋緊張は少しずつ緩和されているようですね。四肢の拘縮は残存していますが，関節の動きは少しよくなって，自分で動かせる部分も出てきているようです。

理学療法士（以下，ＰＴ）：当初，下肢と体幹はリクライニング車いすの座席の背面を最大に倒さないと乗れないくらい硬直した肢位でしたが，両下肢とも股関節，膝関節の可動域が改善して，以前より楽な姿勢で乗れるようになっています。また，左股関節は若干随意性が出てきています。

看護師（以下，Ｎｓ）：両上肢は屈曲しており，特に左側は上肢が体幹についた状態で他動的にも体幹からなかなか離せなかったので，清拭や衣服の着脱も大変でしたが，今はずいぶん楽になりました。

作業療法士（以下，ＯＴ）：そうですね。左側は肩関節周囲筋群と上腕筋群の過緊張により，上肢が屈曲・内転・内旋方向に拘縮状態だったので，他動的にも関節可動域の拡大が困難な状態でした。現在は，若干ではありますが，随意的に緊張を一部解くことが可能になっているので，動かし

<症例> 随意運動の改善と意思表出によって遷延性意識障害を脱却した男性（40歳代）

やすくなっているのだと思います。上肢の関節可動域は，左側に比べ右側が改善しています。しかし，随意性について，肩関節は左側が，肘と手関節および手指は右側が改善しています。右手指は屈曲していますが，母指は伸展させることが可能です。このように両上肢の機能は点在している状態です。

Ｄｒ：そうですね，運動野の損傷に加えてび慢性脳損傷の影響があるので，運動障害は重く，複雑に出ていると思います。

ＯＴ：右母指の随意性が向上しているので，ボタンスイッチを試しているのですが，力を抜くことが難しくて，ボタンスイッチを押し続けて離せないことがあります。そうなると，Yes／No反応としては信憑性に欠けてしまいます。

音楽療法士（以下，ＭＴ）：楽器活動では右母指を使ってギターを爪弾く動作を促しました。ここで言う爪弾く動作とは，右母指を他動的に伸展させてギターの弦に触れてもらった後，本人に屈曲方向に力を入れてもらう動作のことです。この爪弾く動作では，強さの調節ができるようです。

Ｄｒ：強弱がつけられるということですか？

ＭＴ：わずかですが，爪弾く音が強いときと弱いときがあったので，私自身の指で確認しました。彼の右母指を私の指に当てて「私の指を強く押し続けてください」と指示すると力強く押してこられましたし，「弱く押してください」というと弱く押してこられるので，力の入れ具合を調節しようとしているようです。

Ｄｒ：連続してできますか？

ＭＴ：爪弾く動作をしてもらうためには，安静時の屈曲した状態の指を，毎回他動的に伸展させる必要があるため，本人一人で続けることは困難です。

ＯＴ：右手は全手指の屈筋群が過緊張であるため，随意的な伸展が不可能な状態ということですね。

ＭＴ：はい。ただ，安静時の屈曲した手指の肢位で，彼の母指と示指の間に私の指を入れて同じように強弱の指示をすると，その肢位でなら，わずかな強弱ですが，その調節を繰り返すことができました。

ＯＴ：つまり，彼の右母指の腹側と示指側部間に療法士の指を入れて，その状

態で母指のつまみ動作を指示すると，わずかに強弱調節を続けることが可能だった，ということですね。
ＭＴ：はい。
ＯＴ：そうですね．今の彼の状態は，自分の意思を表出しようとしているのですが，手指の屈筋群の緊張が高いのでその意思の表出がうまくいかない状態であると思います。繊細なセンサーがあれば，つまみ動作の強弱の度合を客観的に示せるかもしれない。ただ，上肢の運動機能は向上しつつありますし，長期的にはADL（Activities of Daily Living，日常生活動作）へ発展する可能性もあるので，作業療法では，屈筋群の筋緊張を緩和させやすいポジショニングや操作方法を検討していこうと考えています。
Ｄｒ：現在は随意運動が見られ始めた，というところで，運動の表出が極めて小さい状態の中での評価と練習になると思います。動作を刺激して拡大することと，その動作を実用的に使うこと，この両輪でこれからも情報を共有して進めていきましょう。

──コミュニケーション──
Ｄｒ：頸部の筋緊張も少し緩和されて，回診のときも話しかける方向に顔を向けてくれたり，頷いてくれたりすることが多くなっています。理解面はある程度保たれているようですね。これまでのコミュニケーションの経過からお願いします。
ＰＴ：入院して1か月後くらいからしっかり開眼している時間が増えて，体に触って「ここは痛いですか」などと問いかけると頷くようになりました。
ＯＴ：その頃から，話しかけはおおむね理解されているようでした。
言語聴覚士（以下，ＳＴ）：反応そのものが乏しかったので精査することはできませんでしたが，入院2か月後頃，家族の人数や名前など，身近な題材を使って「正しいところで頷いてください」という指示をすると，5～6割は正しい反応でした。質問が理解できておられたようなので，短文レベルの理解はあったと思います。
ＭＴ：音楽では，楽器の音や動物の鳴き声などの環境音や音楽を聴いてもらい，

＜症例＞　　随意運動の改善と意思表出によって遷延性意識障害を脱却した男性（40歳代）

　　　名称や題名・歌手名を3～4つの選択肢から選んでもらうとおおむね正
　　　当していました。ただ，Yes／No反応は，頸部の頷きだけではわかり
　　　にくかったので，先述したように右母指で療法士の指を押すという動作
　　　を併用して判断しました。
Ｄｒ：理解力は残っている可能性が高かったわけですね。そして，最近は声が
　　　出るようになって，意思表出ができるようになってきたようです。
Ｎｓ：病棟での意思疎通はYes／Noに頼るところが大きいですが，時々，排
　　　尿後に「出た」とご自分から訴えられるようになっています。
ＳＴ：口語での意思疎通が可能になったので，認知検査を一部実施しました。
　　　長谷川式認知症スケールは20／30点，三宅式は有関係対語0-5-6，無
　　　関係対語0-2-1で，記憶力や注意力に関する項目で低下を認める結果
　　　でした。
Ｄｒ：そうですか。認知面の低下はありますが，こうした検査が行えるまでに
　　　なっているのですね。
Ｄｒ：声は，いつぐらいから出るようになったのですか？
ＭＴ：声が出たのは受傷16か月後頃です。音楽で初めて発声を確認したのは，
　　　いつものように歌唱を促したときに，「ハァー」という声が出ました。
　　　それまでも同じ活動を続けていましたが，笛を吹いてもらうと鼻から息
　　　が漏れる状態でした。自身の喉に触れてもらい発声を促していましたが
　　　声は出ませんでした。
Ｄｒ：声が出そうな兆候というのはありましたか？
ＭＴ：兆候と言えるかどうかはわかりませんが，初めて声が出たのは笛吹き練
　　　習の後でした。その日は，笛吹きがいつもより長く息を吹き続けること
　　　ができていたので，調子が良さそうだなと感じていました。
Ｄｒ：その後，日常でも声が出せるようになっていったんですね。
ＳＴ：そうです。音楽活動での発生がきっかけとなって，言語では「腹減っ
　　　た」という発話がありました。しかし，構音障害に加えて鼻咽腔閉鎖不
　　　全が著明で，かなり聞き取りにくい状態でした。音楽での笛吹きではど
　　　うでしたか？
ＭＴ：当初は1秒も続きませんでした。呼気が鼻から漏れてしまって，長く吹

くことは難しかったですが，少しずつ長く伸ばせるようになって，今は5〜6秒です。頬も膨らんで口の中に呼気が溜められるようになっています。

ＳＴ：そうですね。当初は鼻からの息漏れ，「鼻漏出」という症状がありました。鼻咽腔閉鎖不全の影響と考えられます。

Ｄｒ：症状の説明をしてもらえますか。

ＳＴ：鼻咽腔閉鎖不全は，言葉をしゃべるとき，軟口蓋によって鼻腔と咽頭腔の間が閉鎖されずに呼気が鼻から漏れてしまう症状で，脳神経機能の問題によって生じます。例えば，「パ行」「タ行」は鼻咽腔が閉鎖されることによって発せられる音声ですが，閉鎖されないと鼻から息が漏れ，同じ構音様式の「マ行」「ナ行」になってしまいます。鼻漏出の有無は鼻息鏡を使って評価します。彼は現在も多少の鼻漏出はありますが，初めの頃と比べると改善されています。

Ｄｒ：笛吹きは発声の刺激になっていたのですか。

ＳＴ：管楽器の演奏経験者であったということで，音楽では笛を使って発声発語の刺激としていると聞いていました。笛吹きは鼻咽腔閉鎖機能への刺激法の１つとされているので，そうした音楽活動は，鼻咽腔閉鎖のよい刺激になったと思います。

Ｄｒ：笛吹きは，鼻咽腔が反射的に閉鎖されることによって成立する行為だから，その反射を利用する鼻咽腔閉鎖の刺激法を音楽療法では継続して行っていたということですね。
声は出るようになりましたので，次はその質です。回診で聴く「おはようございます」も構音がはっきりしないし，後半は音声が伴わない口パクの状態です。大きさも，ほんとに小さいささやき声だから，聞き取りにくいです。

ＳＴ：彼の音声の状態は，構音障害と口腔閉鎖不全に加えて「気息性嗄声」という，声帯からの息漏れによる症状があるため，明瞭度はかなり低下している状態です。そのため，声が出たから一直線にコミュニケーションが改善，という図式にはならないのが現状です。

ＰＴ：大きな声になりにくい要因として，体幹が弱く，腹圧がかからないこと

＜症例＞　随意運動の改善と意思表出によって遷延性意識障害を脱却した男性（40歳代）

　　　もあげられると思います。
ＯＴ：音声が消えたところは自分で言い直されることもありますが，その声自体が小さくて不明瞭なので，内容を知っていないと聞き取れないことが多いです。
ＭＴ：何か訴えられるのですが，小さな声で聞き取りにくいため，何度か聞き直しをすると，イラっとされることもあります。
ＳＴ：そうですね。認知のほうがよくなってきている分，自分の意思が伝わらないとストレスを感じられると思いますので，発声や構音障害に対してアプローチしていくとともに，口語だけではなくいろいろな手段を組み合わせて，コミュニケーションを図っていく必要があると思います。
Ｄｒ：筋緊張が軽減されて，随意運動が見られ，意思疎通が図れるようになり，何とか遷延性意識障害から脱却された，というところですね。さまざまな症状が複雑に絡み合っていますし，これからさらにチームで関わることが必要になってくると思います。これからの生活を見据えて，少しでも今の状態がよくなるよう，本人にとってよい方法を検討していきましょう。

▶その後の対応

・手指の随意運動について
　筋緊張を緩和させやすいポジショニングを参考にしながら，右母指でのギターの爪弾きを継続しました。少しずつ随意的な伸展ができるようになり，爪弾き動作が続けられるようになりました。
・コミュニケーションについて
　構音の練習に加え，歌唱や笛吹き，選曲活動などで発声発語を促しつつ，頷きや右母指の指立てなどでの意思表示を合わせて用い，ストレスを軽減してコミュニケーションを図るようにしました。

【引用文献】
奥村由香ほか　2008　交通事故の頭部外傷による脳機能障害に対する認知音楽療法　日本音楽療法学会誌，8，13-24．

第 1 章　意識障害

奥村由香・浅野好孝・篠田　淳　2014　外傷性脳損傷　呉　東進（編）　日本音楽医療研究会（監修）
　　医学的音楽療法—基礎と臨床—　北大路書房
西尾正輝　2007　ディサースリア 臨床標準テキスト　医歯薬出版

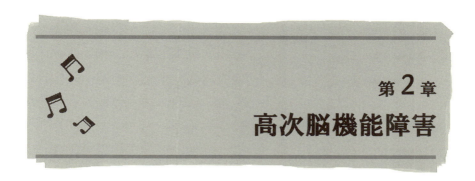

第2章 高次脳機能障害

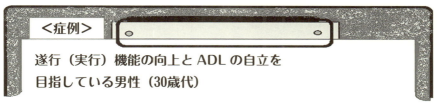

<症例>

遂行（実行）機能の向上とADLの自立を
目指している男性（30歳代）

（1）医学的診断と所見

▶ 診断名：び慢性脳損傷，右大腿骨骨折
▶ 障害名：高次脳機能障害，右片麻痺

　自動車事故で受傷しA病院に搬送されました。意識状態はジャパン・コーマ・スケール（Japan Coma Scale: JCS）200，頭部CTにて右視床と左被殻部に脳内出血，外傷性クモ膜下出血の所見を認め，保存的加療が行われました。意識障害は遷延し，受傷2か月後右大腿骨骨接合術，胃ろう造設術が施行されました。3か月後B病院へ転院．意識状態は徐々に改善し，受傷6か月後に当院へ入院されました。入院時には遷延性意識障害から脱却し，自身の要求を伝えることができるなど意思疎通は良好でしたが，高次脳機能障害，右片麻痺，構音障害，嚥下障害が残存していました。受傷10か月後3食経口摂取が可能となったため胃ろうカテーテルを抜去しました。また，受傷11か月後麻痺側の右上下肢の痙縮部に対してボトックス治療を施行しました。

　画像所見では，頭部MRIにて広範囲にび慢性軸索損傷の所見を認め，脳機能画像のPET／SPECTでは前頭葉，帯状回，視床を中心に相対的糖代謝・脳血

流低下を認めました。

（2）各療法と音楽療法の目的と経過

　当院では入院時より理学療法を 5 回／週，作業療法を 3 〜 4 回／週，言語聴覚療法を 3 回／週のリハビリテーションを実施する中で，音楽療法を 2 回／週実施しました。

◆ 入院 1 年後のリハビリテーションの目的と経過の概要
1．理学療法（Physical Therapy: PT）
　現在，右下肢機能向上，歩行の安定を主な目的として歩行訓練と床上動作訓練を中心に実施しています。右下肢の麻痺は入院時ブルンストロームステージ（Brunnstrom Recovery Stage Test: BRST，片麻痺の回復過程を上肢・下肢・手指，それぞれで評価して，ステージⅠ〜Ⅵと表す。数字が小さいほど重度）Ⅲ，現在Ⅳレベル，右膝関節伸展は入院時－90°，現在は－30°と随意性と柔軟性の向上を認めます。右下肢の後脛骨筋は，ボトックス治療後動作時の筋緊張が緩和し伸張性が増大したため長下肢装具を作成して立位訓練を行い，その後 4 点杖を使用して歩行訓練を始めました。現在は T 字杖を使用して見守りレベルです。今後，屋内 T 字杖自立を目標に進めていきたいと考えています。

2．作業療法（Occupational Therapy: OT）
　現在，右上肢訓練と注意・遂行（実行）機能訓練を実施しています。右上肢は入院時，現在とも BRST Ⅲ〜Ⅳで，大きな物品では実用的な使用が可能です。上腕二頭筋は，ボトックス治療後筋緊張が緩和し，右上肢訓練により肩・肘関節の操作性が向上しましたが，手指・手関節の関節可動域制限が残存し，巧緻性を必要とする作業は困難な状態です。高次脳機能障害について，当初即時・短期記憶で低下が見られましたが現在は改善傾向です。遂行（実行）機能は入院半年後に行った遂行（実行）機能障害症候群の行動評価（Behavioural Assessment of the Dysexecutive Syndrome: BADS）の検査結果では平均でしたが，注意転換や処理速度の低下等で減点を認めました。ADL（Activities of Daily Living，日常生活動作）は左手に変換し，入浴は普通浴槽への入浴を実施中で，現在監視レ

<症例> 遂行（実行）機能の向上と ADL の自立を目指している男性（30歳代）

ベルで可能となっています。受傷前の仕事ではパソコン（PC）を使用されていたため，社会復帰に繋がるよう，今後は PC の練習も行っていきたいと考えています。

3．言語聴覚療法（Speech Therapy: ST）
　言語機能は当初軽度の構音障害，発話明瞭度 4（時々わかる語がある程度）で舌尖音に歪みを認めましたが，発話速度の調節で聞き取りやすくなり，現在はほぼ改善しています。入院半年後に実施したウエクスラー成人知能検査（Wechsler Adult Intelligence Scale-Ⅲ：WAIS-Ⅲ）は全検査 IQ66（言語性 IQ70，動作性 IQ66）でした。「すぐ忘れてしまう」という本人の訴えにより行ったウエクスラー記憶検査（Wecheler Memory Scale-Revised: WMS-R）は一般的記憶 57（言語性 71，視覚性 50 未満）と全体的に平均以下で，検査上も記憶障害を認めましたが，全般的に向上傾向です。そのため，現在は注意・遂行（実行）機能の向上を目的とした高次脳機能課題を実施しています。注意について，机上課題では見直しを行っても 1〜2 個の間違いが常にある状態で，日常場面でも車いすの駆動時に右側に引っかかったりバック時に柱にぶつかったりする様子が見られます。遂行（実行）機能について，課題遂行の際に他者に質問することが多く，自己で考え解決していく能力がやや低下している様子です。

◆ 音楽療法（Music Therapy: MT）の目的と経過
　現在，遂行（実行）機能の向上と余暇支援を目的として音楽活動を実施しています。音楽的背景について，学生時代にアマチュアバンドでギター演奏の経験があります。そのため，音楽活動はギターを中心に行っています。当初，ギターのコードの大半は「忘れた」と訴えられ，左手で弦を押さえてもきれいな音が出ない状態でしたが，練習をするうちに少しずつコードを思い出し，音色も澄んだ音が出せるようになってきました。麻痺側の右手での弦の刻みは，ピックを母指に固定し，ゆっくりダウンストロークで音を出す（♩≒100，4／4 拍子の 1 拍目で鳴らす）練習から始めました。現在ではミディアムテンポの 8 ビートに合わせてダウン・アップのストロークで演奏する（♩≒120，4／4 拍子の 1 拍目と 2 拍目の裏拍で鳴らす等）ことが可能となっています。ただ，コードがわからなく

なったときに参照できるよう，曲で使用するコード表を楽譜の横に準備しておくのですが，それを見る前に「どうだっけ？」とすぐに療法士に尋ねたり，まだ一人で最後まで弾ききることが不十分な段階から「もう簡単！ できる！」と言ったりなど，自己解決しないで安易に人に頼ったり自己能力を甘く見積もったりなどの言動が見られます。また，好きな音楽などについてはよく話されるのですが，自分が困っていることの要点をまとめて話すことが苦手で，どういう補助をしてほしいのか，支援側がなかなか理解できない場合があります。このように，音楽的な能力はかなり改善されてきていますが，音楽課題の遂行（ギター演奏の完成）においては，手順を踏んで段取りを立てることが難しいため，手助けが必要な状態です。しかしながら，ご本人にはその自覚が乏しい様子です。今回，この音楽活動をもう少し日常場面に則した形で遂行（実行）機能の課題とするため，4～5曲ほど貯まったレパートリーで，症例自身にロックコンサートの計画と実施をしていただく企画を立案し，リハビリ担当者全員で支援しました。

（3）音楽療法のプログラムの概要

目的：ロックコンサート実施のマネジメントを行う

課題：①計画（実施前の準備）
　　　　・使用機材等の書き出し
　　　　・練習日時調整表作成
　　　　・ポスター作成
　　　②演奏練習（5曲）
　　　　・個別演奏練習
　　　　・合同演奏練習
　　　③コンサートの実施
　　　　・設営，演奏，後片付け

　症例には遂行（実行）機能課題としてコンサートを行うことを提案し，コンサートの計画に関する課題の①は作業療法士（以下，OT）と言語聴覚士（以下，ST）で，演奏課題の②は音楽療法士（以下，MT）で，合同練習は当院音楽部の有志に協力いただき，コンサート実施課題の③は関係者全員で行いました。コン

＜症例＞ 遂行（実行）機能の向上とADLの自立を目指している男性（30歳代）

サートの場所は当院内の討議室で，当日の司会進行は理学療法士（以下，PT），OT，演奏はMT，全体の見守りはSTが行いサポートました。聴衆は職員と入院患者で，ロックの演奏であることを前提に看護部と相談し，症例自身に声をかけてもらいました。

 セッションでの問題点と疑問点

1. コンサート実施課題を通した高次脳機能障害の評価について
2. 今後について

 ディスカッション

――コンサート実施課題を通した高次脳機能障害の評価――

医師（以下，Ｄｒ）：僕らも案内をもらったので聴きに行きました。彼は落ち着いてかっこよく演奏している感じでした。スタッフも彼のエピソードを挟んだ司会で盛り上げていて，楽しいコンサートだったと思います。さて，リハビリとしてはどうでしたか？

言語聴覚士（以下，ＳＴ）：必要な物品を全部細かく書き出したり，メンバー個々のスケジュールを確認して練習時間の調整をしたりと，課題的には難しかったと思いますが，最後までやり遂げることができました。時間などの約束もきちんと守ることができておられました。ただし注意力や文章面には欠ける要素がありました。

Ｄｒ：具体的な様子を教えてください。

ＳＴ：注意力という点では，物品のリストアップや日程調整表の作成で細部の見落としや見直しの不十分さなどがありました。

作業療法士（以下，ＯＴ）：PCでのポスター作成も，ネットで気に入った画像を取り込んだり，構図を考えたりと取り組みは熱心で楽しそうでしたが，

注意力という点では同様でした。
ＳＴ：文章面では，バンドメンバーと練習の日時調整をする際に手紙を書いてもらいましたが，回りくどい表現や幼くまとまりのない表現などがあり，わかりにくい文章でした。年齢や職歴などから，受傷前は自分の言いたいことを相手の立場に立ってわかるように伝えたり，まとめたりすることは十分できていらっしゃったと思われるので，やはり障害によって文章力は低下していると考えられます。

理学療法士（以下，ＰＴ）：コンサートのときは，「最後に挨拶をしたい」と言われたのでマイクを振ったのですが，「今日はありがとう」という言葉だけでした。いつもは冗談とかもっとよく話をされる方ですし，言葉に詰まるほど感激していたとかガチガチに緊張していたという様子ではなかったので，とても意外でした。

Ｄｒ：おしゃべりは好きでも，考えをまとめて長い文章を作ることは苦手，ということが現れているのかもしれません。

ＯＴ：そして，やはりちょっとしたことでも自分で考える前に療法士に質問することが多い状況でした。こちらが「どうしたらいいと思う？」と言えば，ご自分でやれることもあるのですが。

Ｄｒ：自己解決能力の低下ということですね。そういう指摘をしたときとか，怒り出したりイライラしたりするようなことはなかったですか？

ＯＴ：それはまったくなかったです。感情的には安定していて，モチベーションも高かったです。

Ｄｒ：わかりました。演奏の練習のほうはどうでしたか。

看護師（以下，Ｎｓ）：バンドメンバーとの練習予定をプライマリーナース（一人の患者さんを一貫して受け持つ看護師）に伝えたり，時間を守ったりすることはできておられました。

音楽療法士（以下，ＭＴ）：バンドメンバーとの練習はとても嬉しそうにされていました。ただ，嬉しい感情が先行しておしゃべりが止まらず，「チューニングするから静かにしよう」とお伝えしてもすぐしゃべり始めてしまう状態でした。個別ではこうした傾向はほとんど見られなかったのですが。

<症例> 遂行（実行）機能の向上とADLの自立を目指している男性（30歳代）

Ｄｒ：回診も1対1ですから，脱抑制の傾向はあまり見られません。
ＭＴ：そして，まだ練習中でも「もう完璧にできた」と周囲にふれ回る様子がいつも以上にあったように思います。
ＳＴ：脱抑制に加えて自己認識の甘さとか，自己の能力の誇張や過信をうかがわせるような言動が，通常の療法時より目立っていたと思います。
Ｎｓ：病棟でも，自分は特別だ，という意識がちょっと強かったと思います。他の患者さんに迷惑をかけたり，看護の妨げになったりするほどのものではありませんでした。
Ｄｒ：なるほど。コンサートのときはどうでしたか。
ＭＴ：嬉しくて期待がふくらむという感じで気分は高揚しておられました。演奏前のリハーサルも，時間より早く会場に来て楽しみで仕方がないという感じでした。ただ，その後ですね，メンバーが設営の準備を始めても，ひとりでしゃべり続けておられました。しばらくは見守っていましたが，ご自身では気づけない様子だったので，「みんなは今何やってる？」と状況を把握するように促しました。それで「ああ，もう準備始めてるんだ，じゃあ俺は何やったらいい？」とおっしゃって手伝いを始める，という状態でした。
ＰＴ：気さくで，誰とでもすぐ仲良くなれる方なので，人間関係は良好です。人がたくさんいる療法室での行動に問題はなかったので，こうした社会的行動に関連する問題が前面に出てくることは予想していませんでした。
Ｄｒ：そうですか。かなりハイレベルにまで回復された方ですが，高次脳機能障害のなかなか難しい問題のところですね。
ＭＴ：われわれもそう思っています。観察者の主観的な評価ではありますが，BADS（Behavioural Assessment of the Dysexecutive Syndrome）の遂行（実行）機能障害の質問表（The Dysexecutive Questionnaire：DEX，20項目の質問に0～4段階で答え，合計点数は0～80。点数が高いほど重度）で採点すると，練習時は9／80点，コンサート時は14／80点という得点になりました。行動因子，認知因子，情動因子で分類すると，主に行動因子にチェックがついたという結果でした。
Ｄｒ：そうですか。今までの話を聞いていると，社会復帰が目標だと，まだい

くつかのステップが必要のようです。
ＳＴ：そうですね。ご本人は復職を希望されていて，目標がとても高いです。こうした社会的行動の評価は机上の課題ではなかなか行えないので，今後の参考になりました。
ＯＴ：個別の活動では，活動の内容や順序はある程度決まっていますし，ご本人の能力を伸ばすための環境設定を行います。患者さん同士で行う集団療法も，そういう点は同じです。それらと比べると，今回の課題は，より日常生活に近い環境設定だったと思うので，別の視点ができたように思います。
Ｄｒ：そうですね。スタッフ全員でこの課題をフォローしたからこそ，普段の療法だけでは評価しきれなかったところも評価できたと言えますね。音楽療法としては，この課題と結果をどう考えていますか？
ＭＴ：今回のコンサート課題はバンドメンバーとのやりとりがあったので，療法士がサポートに入っているとはいえ，通常の療法より構造的な自由度は高かったように思います。特に演奏に関わるところでは，メンバーと会話したり，チューニングをしたり，練習したり，設営準備をしたり…対応しなければならないイベントは次々に変わっていきました。そうした状況に応じて機敏に対応する，つまり，状況を見ながら自分の行動を変えていく，そういう行動が難しかったかなと思います。
Ｄｒ：そうですね。今回特に行動面で脱抑制が表面化したことについてはどんなふうに解釈していますか。
ＭＴ：一言で言えば，とても楽しい課題だったからだと思います。
Ｄｒ：日常生活に近い設定の中で，さらに楽しいという気持ちが高ぶる設定があったということですね。
ＭＴ：そう思います。音楽や演奏活動そのものに気分を高める作用はもちろんあったと思いますが，それに加えて，周囲からの励ましや賞賛がたくさんありました。それは，おそらくご本人の予想を超えたものだったと思います。私の予想もはるかに超えていました。彼はこの課題に取り組んだ1か月間本当に楽しそうにしておられたし，皆さんに「がんばって」とか「楽しみにしてるよ」とか「良かったよ」と言われると本当に嬉し

＜症例＞　遂行（実行）機能の向上とADLの自立を目指している男性（30歳代）

そうにされていました。バンドメンバーとの練習も，演奏会の仕上がりから感じていただけるようにハイレベルだったので，かなりエキサイティングだったと思います。こうした気分の高まりが，脱抑制を目立たせた大きな要因と考えています。こういう場面での気分の高揚は，誰にでも生じ得ることだと思います。ただ，彼の場合，一度そうした興奮のスイッチが入ると，少々の言葉かけではなかなか落ち着くことができなかったし，たびたび度を越した言動が見られて，それがエスカレートしていったので，高次脳機能障害の脱抑制という症状は目立たないけど内在しているのではないかと考えています。そういう意味では，これからも，ある程度の環境調整は必要なのかなと考えています。

Ｄｒ：そうですね。環境を整えて，その中で社会適応を進めていく必要があるでしょう。今後，彼はどんな予定ですか。

——今後について——

Ｎｓ：あと半年を目途に，自立支援のためのリハビリ病院への転院を考えていらっしゃるので，ソーシャルワーカー（Medical Social Worker: MSW）が調整中です。

Ｄｒ：わかりました。さて，これから音楽療法ではどうしていきますか。

ＭＴ：コンサートが終わった後，「このメンバーだけで，もっと過激な曲でコンサートをまたやりたい」と強く求められる言動が2〜3日続きました。お気持ちはよくわかるのですが，これは遂行（実行）課題としてのコンサートの目的からは逸れていますし，実現不可能ですので「音楽部がやっている患者さん向けのコンサートの中で，音楽部の一員として参加することならできますよ」ということを何度かお伝えしました。そういう経過があったため，音楽療法は1週間ほど休みにして冷却期間をおき，少し落ち着かれたところでご本人と反省会をしました。

Ｄｒ：どんな感想でしたか。

ＭＴ：ご本人の感想は，「机上課題や演奏はうまくできた。コンサートは大成功で課題はクリアしたと思う」ということでした。そして，コンサート直後はかなり興奮された状態での訴えが多かったですが，1週間後の反

省会のときには,「みんなに助けてもらってできたと思う」とおっしゃっていました。
Ｄｒ：冷静になって振り返ってみると,思うことがあったのかな。
ＰＴ：僕には翌日感謝の気持ちを伝えてこられました。でも,MTの顔を見ると訴えずにいられなかったみたいです。
ＭＴ：私とも落ち着いて話されるようになったところで,これからの課題として,ご自分でできることを増やしていこうという話になりました。具体的には,ギターの演奏に必要な細かい道具の準備はおひとりでやっていくこと,そして,退院してからも好きな曲が演奏できるように,PCでコード楽譜を作ることもやっていこうという提案をしました。今までは,私がインターネットで歌詞とコードを拾って作成した楽譜を使っていたので,これからはその方法を覚えて,ご自分で自由時間に作るようにしていこうと。ご同意いただいたので,音楽のほうでも,ご自分で考えて行動する要素を増やしていこうと考えています。
Ｄｒ：もうコンサートについての訴えはありませんか？
ＭＴ：コンサートについては,また音楽部の演奏会の時期が近づいたら声をかけますねということで,ご了解いただきました。
Ｄｒ：わかりました。それでは引き続きこれからもよろしくお願いします。

▶その後の対応

・遂行（実行）機能や自己認識力について

　ギター演奏準備や楽譜作成手順のチェックリストを作成し,自主的に行動が実行できるよう促しました。また,音楽を楽しみながらも客観的に自己の行動を振り返られるよう,演奏を録音して聴き直すなど,ストレスやプライドに配慮しつつ,自己修正の機会を持つようにしました。

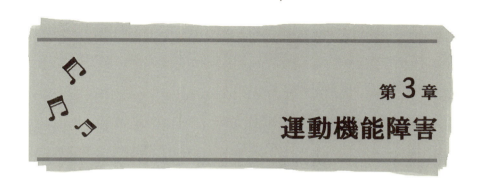

第3章
運動機能障害

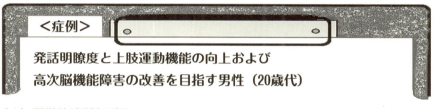

〈症例〉
発話明瞭度と上肢運動機能の向上および高次脳機能障害の改善を目指す男性（20歳代）

（1）医学的診断と所見

▶ 診断名：脳挫傷，び慢性脳損傷，脊髄損傷，右肘頭骨折
▶ 障害名：高次脳機能障害，四肢麻痺，構音障害，嚥下障害

　自動車事故で受傷しA病院に搬送されました。意識レベルはジャパン・コーマ・スケール（Japan Coma Scale: JCS）300，上記診断にて保存的に治療されました。意識障害は遷延し，気管切開術，胃ろう造設術が施行され，1か月後B病院へ転院されました。その後yes／no反応，手指や口腔の動きが少しずつ向上し，6か月後気管カニューレが抜去され，当院へ転院されました。入院時には遷延性意識障害から脱却しており，座位保持はコルセット装着にて15分程度，食事は全粥・キザミ・水分トロミで経口摂取が可能でした。日常会話の内容は理解しているようでしたが，繰り返し同じことを聞いたり急に怒り出したりと重度の記憶障害や易怒性を認めました。

　頭部CT画像では右の前頭葉と側頭葉に挫傷を認め，MRI T2スター強調画像では，両側前頭葉，脳梁，視床，中脳から橋，小脳の広範にわたって点状に出血痕を認めました。脳機能画像のPET／SPECTでは挫傷がある領域に加えて帯

状回，視床に相対的糖代謝・脳血流低下を認めました。また，脊髄 MRI にて胸髄に脊髄損傷の所見を認めました。

（2）各療法と音楽療法の目的と経過

　当院では入院時より理学療法を5回／週，作業療法を3～4回／週，言語聴覚療法を3回／週のリハビリテーションを実施する中で，音楽療法を2回／週実施しました。

◆ 入院1年後のリハビリテーションの目的と経過の概要

1．理学療法（Physical Therapy: PT）

　現在，基本動作・ADL（Activities of Daily Living，日常生活動作）の介助量軽減を目的に端座位（ベッドの端に両下肢を下ろして座る姿勢）でのバランス練習や起立傾斜台（Tilt table）による立位練習を実施しています。両下肢の運動機能は入院当初と著変なく，麻痺はブルンストロームステージ（Brunnstrom Recovery Stage Test: BRST，片麻痺の回復過程を上肢・下肢・手指，それぞれで評価して，ステージⅠ～Ⅵと表す。数字が小さいほど重度）Ⅱで随意運動は認めません。端座位保持は入院時全介助でしたが，現在は頚部や体幹の立ち直りが見られるようになり，自己にてバランスを立て直そうとする動きが認められます。しかし，バランスを崩した際，完全に自己にて修正することは困難です。今後，電動車いすを検討しており，体幹機能を中心にアプローチし，座位保持能力の向上を目標に進めていきたいと考えています。

2．作業療法（Occupational Therapy: OT）

　現在，両上肢機能・精神機能の向上，食事の介助量軽減を目的に上肢の筋力運動と食事動作練習を実施しています。入院時の上肢の麻痺は両側とも BRST Ⅲでしたが，現在はⅣ～Ⅴ，右側に比べ左側の肘関節・手関節の可動域と手指の随意性・協調性が向上しており，食事動作では左手を用い太柄スプーンから補助箸での自己摂取が可能となってきています。精神面について，長谷川式認知症スケールは入院時11／30点，現在22／30点と向上しており，当初見られた易怒性は軽減されています。意識状態も明瞭で，危険認知も向上しているため，今後は電動車

＜症例＞　発話明瞭度と上肢運動機能の向上および高次脳機能障害の改善を目指す男性（20歳代）

いすの使用を検討していきたいと考えています。

3．言語聴覚療法（Speech Therapy: ST）
　嚥下機能向上，精神・言語機能の向上を目的に，摂食練習と机上課題を実施しています。入院時に行った嚥下造影検査（videofluorography: VF）では，ゼリー・ミキサー・全粥・水分とも喉頭侵入・誤嚥は認めませんでした。現在の食事形態は，米飯・一口大キザミ・水分トロミにアップしています。食形態を変更した当初は十分な咀しゃくが行えず丸飲み込みをしてしまうことがあるので見守りと促しが必要でしたが，咀しゃく回数は増加しており徐々に改善が見られています。精神・言語機能は，口等度の構音障害，注意・記憶機能低下を認めます。構音は，発話速度に構音動作が伴わず，聴覚フィードバックが難しいため，ゆっくり話すよう，促しが必要です。

◆ 入院1年後の音楽療法（Music Therapy: MT）の目的と経過
　発話明瞭度と両上肢の協調運動および高次脳機能障害の改善を目的として歌唱，楽器演奏を中心に音楽活動を行っています。
　音楽的背景について，好きな音楽は洋楽・邦楽ともにポップスやロックで，幼少の頃ピアノを数年習った経験があります。
　入院当初から，好きなアーティストの音楽をかけると満面の笑顔となり，本人の音域やテンポに合わせれば1オクターブ程度の音程をつけて歌うことができました。日常会話の構音は不明瞭でしたが，歌唱時は比較的明瞭でした。しかし，日常会話にはなかなか汎化されにくく，発話明瞭度は少しずつ改善してきていますが，現在も聞き直しをしながら会話をしています。
　上肢機能について，両肩関節と手指の動きはありましたが，両肘・手関節は屈曲した状態で可動域制限があったため，ADLに支障をきたしていました。楽器活動は，握る・離すの動作で鳴らすカスタネット奏から実施し，上肢機能の改善に応じて，粗大動作の刺激としてドラム類へのリーチ動作，左手は巧緻動作の刺激として指先でギターの弦を押さえる練習を取り入れました。現在，音楽活動ではドラムセットの前に座ってスティックを持ちタムやシンバルを叩くリズム奏や，左手の示指と中指で簡易コードを押さえて右手のダウンストロークで弦を鳴らす

ギター演奏などの協調動作が行えるようになっています。

　高次脳機能障害について，入院当初は重度の記憶障害を呈しており，音楽活動の振り返りでは印象に残った活動がかろうじて再認できる程度でした。その後徐々に改善が見られ，現在では活動内容や順序はほぼ自発想起できています。また，注意・遂行（実行）機能課題として行っている楽譜を見ながらの演奏では，歌詞にコードを書き込んだ簡単な楽譜を見てギターを弾くような，順次進行課題を用いた演奏が遂行できるようになっています。

（3）音楽療法のプログラムの概要

1. あいさつと見当識の確認
   カレンダーなどを見ながらゆっくり会話をする。
2. リズム体操
   好きな音楽を BGM にした頸部と上肢のストレッチおよびリズム運動。
3. 構音課題（歌唱 or ハーモニカ）
   歌唱は構音に注意してゆっくりはっきり歌う。使用曲は，好みの J-pop などから歌詞を拍に乗せてゆっくり歌える楽曲を選曲。
   ハーモニカは単音が出せるように唇を使う。使用曲はカエルの歌や音階の上行下行。
4. 上肢の協調運動課題（カスタネット奏およびギター奏 or ドラム奏）
   左右それぞれ示指〜小指の指先でカスタネットを叩くリズム奏。
   左示指と中指でギターの弦（簡易コード）を押さえ，右拇指で弦を爪弾くギター奏。
   ドラムのスティックを左右の手に持ち，ドラムセットを叩くドラム奏。
5. 注意・遂行（実行）機能課題（楽譜を見ながら演奏する）
   コード楽譜やリズム楽譜などを見ながらギターやドラムを演奏する。好みの音楽を適宜アレンジして用いる。
6. 記憶課題（活動の振り返りとあいさつ）
   音楽活動で使用した曲や活動内容，順序などを想起して終了。

＜症例＞　発話明瞭度と上肢運動機能の向上および高次脳機能障害の改善を目指す男性（20歳代）

❓ セッションでの問題点と疑問点

1. 構音障害の機序と発話明瞭度に対する音楽活動について
2. 運動機能障害の状態と音楽活動における巧緻動作と粗大動作について
3. 高次脳機能障害の状態と音楽活動について

ディスカッション

——構音障害[注1]と発話明瞭度について——

医師（以下，Ｄｒ）：入院当初の録音を聴かせてもらうと，歌唱時の構音は朗読や会話と比べて確かに明瞭です。

言語聴覚士（以下，ＳＴ）：この頃の会話は，発話明瞭度評価表でいうと3（聞き手が話題をわかっているとどうやら聞き取れる程度）でしたが，歌唱だけ聞くと2（時々わからない語がある程度）という印象でした。

音楽療法士（以下，ＭＴ）：会話では舌音（サ行，タ行，ナ行，ラ行，ダ行）も聞き取りにくいですが，特に口唇音（パ行，バ行，マ行）は口唇を閉じずに発声されてしまうため聞き取りにくいです。

Ｄｒ：MRI T2スター強調画像で見ると，中脳から小脳脚に損傷があるし，運動失調[注2]の影響も多少あるかもしれません。

ＳＴ：そうですね。この方の場合，ゆっくり話してと言えば多少聞き取りやすくなりましたが，一時的でした。少しずつ改善されてきていますが，現在も日常会話の発話明瞭度は2と3の間です。

Ｄｒ：歌は歌い終わるまでずっと明瞭なのですか？

ＭＴ：そうですね。歌唱ではメロディのリズムに合わせて歌詞を発しているので，歌唱中は発話スピードが矯正され続けるのだと思います。

Ｄｒ：なるほど。それなら，リズムだけ提示したらゆっくり話せるのかな？

ＭＴ：そう思って，メトロノームを使って朗読を試してみましたが，長くは続

けられませんでした。楽しくないという要因もあるかもしれませんが，メトロノームが刻む音，リズムをあまり聴いていないような印象です。打楽器奏ではリズムがとれているし，速度にも合わせられるので，弁別はできているし，合わせることもできます。歌の中のメロディのリズムには合わせています。しかし，発話スピードは合わせられないようです。おそらく，彼の「歌う」という行為は，「頭の中で再生しているメロディを口ずさんでいる」のであって，「リアルタイムで聞こえてくる音楽に合わせて歌っている」のとは違うように思います。

Ｄｒ：そうですか。自分の構音が不明瞭という自覚はご本人にありますか？

ＭＴ：ご自身の構音について，歌唱時と会話時をそれぞれ録音して聴き比べてもらうと，「会話では聞き取りにくい」と，そのときは理解されています。しかし，構音に注意して話すよう促しても，すぐ戻ってしまいます。記憶障害もありますし，指示を忘れてしまうということもあるかもしれませんが，それ以前に，会話の最中には，ご自身の構音の不明瞭さに気づけていないようです。

Ｄｒ：聴覚フィードバックが弱いということに関連するエピソードかな。

ＳＴ：そうですね。話し言葉には，自分の耳で聴いて正していくという聴覚フィードバックが必要なので，そこがうまく機能していないように思います。

Ｄｒ：高次脳機能障害の影響がありますか。

ＳＴ：注意力の影響は少なからずあるように思います。ですから，構音の練習に加えて，自分の声の傾聴を促すことが大切だと思います。

ＭＴ：わかりました。歌う前に行っている音程を合わせる発声練習や，メトロノームの音を聴いて指定した数だけ発声を伸ばすことはできておられるので，傾聴という意味で続けてみようと思います。それから，もう一点，気になっていることがあるのですが，彼が早口だなと感じることがあります。文献を探すと，速話症というのがあるようですが，それとの関連はないのでしょうか。

ＳＴ：今の時点でまったくないとは言えませんが，速話症の方の臨床像とは違うように思います。彼は，テンポの速い歌を歌うとどうなりますか？

＜症例＞　発話明瞭度と上肢運動機能の向上および高次脳機能障害の改善を目指す男性（20歳代）

ＭＴ：テンポを落として歌っているので試したことはありませんが，時々速いフレーズが出てくると，そこは不明瞭だと思います。

ＳＴ：ハーモニカや笛の吹き方はどうですか？

ＭＴ：ハーモニカでは唇をすぼめるのではなくガップリくわえてしまいます。口唇からの息漏れもありますし，複数の音が出てしまいます。

ＳＴ：そうですね。そうするとやっぱり構音障害と考えたほうがよいと思います。彼の場合は，しゃべりたい気持ちに構音動作が追いつかない状態，そういう解釈が妥当かなと思います。

ＭＴ：それに加えて，今自分の発した言葉が明瞭でないことが自覚できない，聴覚フィードバックが弱いという問題が加わっています。言われれば矯正できる。歌唱やハーモニカ吹きという活動だけで改善する機能ではありません。

ＳＴ：そうですね。舌や口唇の動きは悪いですし，食事を見ていても咀嚼に問題がありますから，個々の口腔器官の動きのトレーニングはもちろん大切だと思います。加えて，発話明瞭度を改善するためには，自分の発話を聴きとって矯正をかけていく力が必要なので聴覚フィードバック，そうすると高次脳機能障害の改善がネックになってくると思います。

Ｄｒ：脳の損傷が重篤で広い範囲にわたっていると，1つの症状にいろいろな問題が絡んでくるから，そこをチームで整理していくことが大切です。

[注1]
構音障害：構音筋の障害によって生じる言語障害。構音に関する部位は，口唇や舌，咽頭，喉頭などであり，これらを構音器官と呼ぶ。構音障害はこれらの器官の筋や，それを支配する神経系の障害により生じる（田川，2007）。

[注2]
運動失調：変性，感染，中毒，外傷，血管障害などが原因で起こる四肢および体幹の随意運動の空間または時間（タイミング）の非協調的な状態である（石川・古川，1998）。

――運動機能障害について――

ＭＴ：入院当初，両肩と手指の動きはあったのですが，両肘と手関節が屈曲していて伸ばせなかったので，使える楽器が限られていました。ピアノの経験者でしたが，肢位的に鍵盤を使うことが難しかったですし，膝の上に置いたドラムは叩けてもスタンドに設置したドラムには手が伸ばせま

せんでした。そこで，当初，巧緻動作については，フラメンコで使うようなカスタネット（親指に紐をかけ，指で打ち鳴らすタイプ）で手指の分離運動を促し，粗大動作については，打楽器へのリーチ動作を促しました。その後，肘と手関節の関節可動域拡大に応じて，ギターやドラムセットなど，より協調運動を要する楽器演奏に移行しました。改めておうかがいしたいのですが，当初の運動機能はどのような状態だったのでしょうか。

作業療法士（以下，ＯＴ）：当初の上肢の麻痺のレベルは悪くありませんでした。脳を含めて全身のけがの状態が重篤で意識障害が遷延していたことを考えると，急性期で動かしていない時間が長くあったと推測されます。それによって，上肢および手指の筋群は萎縮し，全体的に筋短縮が見られました。

ＭＴ：改善に左右差がある点について教えてください。

ＯＴ：右上肢は，骨折と外傷のケロイドがあるので，もし，それがなければもう少し動きはよくなる可能性があるように思います。

Ｄｒ：利き手交換はしましたか？

ＯＴ：いえ，書字や食事動作は左手でできるようになっていますが，右手でも何とか可能です。電動車いすの操作は右手です。本人も右手を使いたい様子ですし，利き手交換はいつでもできる年齢なので，もう少し右手を使えるようにしたいと思います。

Ｄｒ：それから，運動失調もありました。

ＯＴ：はい。現在は入院時と比べるとだいぶ軽減されてきていますが，残存しています。

Ｄｒ：わかりました。体幹はどうでしたか。

理学療法士（以下，ＰＴ）：当初，体幹は支持性が低かったのですが，立ち直り反応は向上してきています。しかし，現在でも座位バランスは崩れやすく，崩れると自分で修正することはできません。端座位では骨盤が後傾位で腹部が弱いので前傾姿勢はとれない状態です。それから，座る練習をしていると，下肢や体幹の緊張が突然上がることがあります。

Ｄｒ：体幹の支持性を上げるためにコルセットを使うという選択肢はあります

＜症例＞　発話明瞭度と上肢運動機能の向上および高次脳機能障害の改善を目指す男性（20歳代）

　　　か？
OT：本人が持っているコルセットは胸までの大きさなので，装着すると上肢の動きが制限されて使いにくくなってしまいます。電動車いすに乗り始めたところですし，もう少し筋力アップをあきらめずにアプローチしたいと思います。
PT：コルセットは最終手段かなと考えています。
Dr：わかりました。
MT：ありがとうございました。今のお話から，肘関節と手関節の廃用性による関節可動域制限は改善されてきているので一部ADLが行えるようになってきていること，失調症状については軽減されてきていること，体幹の支持性については依然低い状態であること，と大きく三つの視点で運動障害の推移を理解することができました。楽器活動は協調運動に対する刺激として行っていますが，ギター演奏は主に巧緻動作，ドラム演奏は主に粗大動作への刺激を目的としています。今後のADLを考えた場合，今の楽器活動のどちらかに比重を置いたほうがいいというアドバイスがあれば教えてください。
Dr：その前に1つ質問していいですか。彼はギターの経験がないようですが，どうやって弾けるようにしていったのですか？
MT：はじめは上肢の肢位と手指の分離運動にあわせて，奏生（カナイ）（ヤイリ楽器製「一五一会」の廉価版）という4弦ギターを使いました。4本のナイロン弦を指全体で押さえて演奏する楽器ですが，ウクレレよりは大きいけれど膝の上に立てて抱きかかえられる大きさなので，彼は肘と手関節が屈曲した状態でしたが手指を伸ばして弦を押さえることができました。また，奏生は指で4弦を一緒に押さえるつければ和音になるので，ギターの経験がなくても簡単に歌の伴奏ができました。並行して示指〜小指で1指ずつ弦を押さえる練習をして，その後，小型の6弦のギターを導入しました。
Dr：なるほど。わかりました。
OT：奏生からギターに変更した理由は，より細かい指の操作に対する刺激ということですね。

31

ＭＴ：はい．つまみ動作の刺激としては，彼の場合はギターのほうがよいと考えました．彼は，奏生では，指で弦を押さえるといっても，示指と母指の付け根でギターのネックを挟むように押さえるので，なかなか指先を使うことができませんでした．それでも十分音が出せていたので，指先を使う必要性がなかったのだと思います．一方，ギターは指先で弦を押さえないと音が出ないので，指先を使う必要があります．

ＯＴ：手指の筋短縮の影響はどうでしたか？

ＭＴ：ギターの従来のコードのポジションに指を配置させるのは難しかったので，コードのポジションを簡単にして，示指と中指の2本の指を使って弦を押さえ，音を出してもらいました．具体的には，G，D，Em，Am7の4つのコードがあれば，彼の好きな曲の伴奏なら大方カバーできます．EmとAm7はもともと弦を押さえる場所が2か所なのでそのまま使い，少し響きは変わりますが，GとDは押さえる箇所を間引いて2か所にして代用しました．練習を始めた頃は，この簡易コードを使っても他の弦に触れてしまいうまく音が出せませんでしたが，少しずつ指先に注意が向くようになり，現在は指先で押さえてクリアな音が出せるようになっています．右手は，肘をギターのボディにつけて支点にして，ダウンストロークで爪弾いています．

ＯＴ：わかりました．それから，運動失調の症状は楽器活動ではどうですか？

ＭＴ：当初はドラムセットを叩くとき，ドラムの手前で叩いてしまうなど正しい場所にリーチできなかったり，動作がぶれたりすることがありましたが，現在は軽減されてきています．楽器活動でのリズム－運動では開始が若干遅れることがあるので，細かいビートを刻むことは難しいですが，拍打ちぐらいなら乱れは少なく続けることができます．

ＯＴ：わかりました．彼は音楽がとても好きなので，今の内容であれば，大きい動作，細かい動作にかかわらず，楽しくできる活動を優先してもらってよいと思います．

Ｄｒ：いわゆる脳血管障害のADL訓練だとどちらを優先させるべきですか？

ＯＴ：一般的には，発達の順序に合わせるので，粗大動作からです．しかし，交通外傷による脳損傷の重症例は，損傷領域が1か所ではなくてあちこ

＜症例＞　発話明瞭度と上肢運動機能の向上および高次脳機能障害の改善を目指す男性（20歳代）

　　　　ちにあるので，一概には言えないところです。肩だけ動いたり，指先だ
　　　　け動いたりすることもあって，臨床症状がシンプルに説明できないこと
　　　　も多いので。どこがどう障害されて何が残っているのか，評価すること
　　　　が本当に難しいです。
Ｄｒ：実際，彼の運動機能障害もいろいろ重複しています。
ＯＴ：そうですね。
ＰＴ：本人が好きなのはドラムとギターのどちらですか？
ＭＴ：どちらも楽しい様子です。体幹のぐらつきが少なくなって，ドラムセッ
　　　　トでは，リーチ範囲も広がっているので叩きやすくなっていますし，ギ
　　　　ターでは，示指と中指で簡易コードを押さえて歌の伴奏ができるように
　　　　なっているので，楽しいようです。
ＯＴ：代償動作[注3]について注意していかなければいけないと思いますが，
　　　　今の活動の様子を見聞きする限りあまり問題にはならないと思います。
　　　　どちらも上肢機能のよい刺激になっていると思うので，両方続けていっ
　　　　ていいと思います。
ＭＴ：わかりました。まだ演奏といっても，楽器の操作やリズム－運動はぎこ
　　　　ちない状態なので，楽器活動は今まで通り協調運動に対する刺激の一環
　　　　として続けようと思います。そして，楽器活動も含め，現在できる音楽
　　　　活動に認知的課題を付加して高次脳機能障害に対してアプローチすると
　　　　いう方向で進めようと思います。

[注3]
代償運動：ある関節運動の主動作筋が麻痺しても，その補助筋，共同筋が作用すれば，一見，主動作
　　筋の麻痺がないかのようにみえることがある（石川・古川，1998）。つまり，代償動作とは，
　　筋力低下や麻痺である動作が困難なとき，別の動作や別の筋肉で補う動作である。回復の
　　見込みがある場合，代償動作に筋や神経が慣れてしまうと回復の妨げになるため，注意が
　　必要である。

──高次脳機能障害について──

Ｄｒ：記憶はずいぶんよくなってる感じですね。
看護師（以下，Ｎｓ）：入院して間もない頃は，友人がお見舞に来てくれたと
　　　　き，本人はとても喜んでいらっしゃいましたが，次の日はまったく覚え

ておられない状態でした。
ＯＴ：長谷川式認知症スケールは当初11点から現在22点になっていて，記憶に関する項目は遅延再生での失点でした。見当識はよくなっていますし，活動の内容も覚えられるようになっています。
ＳＴ：生活面では，スケジュール表を用いて確認しながら行動していただくようにしています。
Ｄｒ：易怒性はどうですか？　病棟ではまだよく怒っていますね。
Ｎｓ：はい。以前ほどではないですが，怒っておられます。彼にとって許せない状況，例えば，ちょっとした言葉使いや騒音，それから羨ましさや寂しさなど，いろいろな状況がありますが，そこに触れてしまうと，職員でも患者さんでも，またそのご家族に対してでも腹を立てて怒っておられます。一回嫌いになると，なかなか修正されないので，気の合わない患者さんとはなるべく顔を合わせないようにベッドの配置を変えたりして対応しています。
ＰＴ：リハビリは，受傷前は簡単にできていたことができなくなった，ということからのスタートなので，負荷のかけ方に配慮しています。基本的にマンツーマンで対応しているので，おおむね落ち着いていらっしゃいます。
ＭＴ：音楽の集団活動のほうでは，気の合わない方と同じグループで行うことがあるのですが，活動に集中すると気が逸れるようで，暴言なく一緒に活動されています。
Ｎｓ：病棟でも，ご自分の家族が来られているときは怒ることはありません。
Ｄｒ：激情しやすい症状は残っていますが，環境調整で軽減されてきているというところですね。注意・遂行（実行）機能についてはどうですか？
ＯＴ：刺激に振られやすいとか，注意の転導性には問題がないようで課題には集中して取り組めていらっしゃいます。
ＳＴ：レーヴン色彩マトリックス検査（Raven's Colored Progressive Materices: RCPS）は23／30点でした。前回検査時より得点は向上していますが，注意障害を認める得点でした。前頭葉機能検査（Frontal Assessment Battery: FAB）は10／18点で，注意に関する項目で減点があ

<症例>　発話明瞭度と上肢運動機能の向上および高次脳機能障害の改善を目指す男性（20歳代）

りました。

ＭＴ：楽器活動では簡単なコード楽譜を見ながらギターを弾いたり，指示に従ってドラムの演奏パターンを変えたり，というような順次進行課題はできるようになられています。しかし，例えば，フレーズとフレーズの間で違うリズムパターンの「おかず」を差し込むような作業はまだ難しいです。あれをやりながらこれをやる，というような同時進行課題への対応は難しいようです。リズム体操のときも，体操の順序パターンは決まっており，ご本人は覚えていらっしゃるのですが，音楽を聴きながら行うとずっと同じ動作を繰り返してしまい，なかなか次に進めません。「次は何？」とか「そろそろ変えるよ」などと声をかければ，次の動作に移ろうとされます。今後は，こうした同時進行とか配分性の注意の課題を中心に取り入れていこうと考えています。

ＯＴ：加えて，ご自分で活動を選んだり，順番を考えたり，そういうことを取り入れるのもいいと思います。

ＭＴ：確かにそうです。ご本人は，音楽を聴くことも楽器を演奏することも何でも楽しいとはおっしゃいますが，与えられたものに応じられている，指示を待って言われた課題をこなしている，そんな印象はあります。特に何がやりたいという意思表示はご自分からはされないです。遂行（実行）機能を考えると大事な視点だと思います。

Ｄｒ：遷延性意識障害は脱却されましたが，構音障害も，運動機能障害も，改善に向けてまだまだたくさんのさまざまなアプローチの検討が必要です。高次脳機能障害についても同様です。そして，それぞれが関連して今の症状が現れているので評価も難しいと思いますが，将来的なことも含めて，チーム全体で患者さんを支援していけるよう進めていきましょう。

▶その後の対応

・発話明瞭度について

　構音の練習に加えて，音程を合わせたり発声の長さを変化させたりなど，自身の声を聴いて（注意を向けて）調節する練習を継続して行うことにしました。

・巧緻動作（ギター演奏）について

2本指での簡易コード押さえに加え，一指ずつ弦を押さえる練習を行いました。その後，指先を使うことに慣れてきたので，通常の3本指でのコード押さえに移行しました。

・粗大動作（ドラム演奏）について

　ドラムセットに配置された打楽器類にリーチし，一定のリズムパターンで叩く練習を経て，両上肢を使って簡単なリズムパターンを叩く練習をしました。

【引用文献】
田川皓一(編)　2007　神経心理学評価ハンドブック　西村書店
石川齊・古川宏(編)　1998　作業療法技術ガイド第2版　文光堂

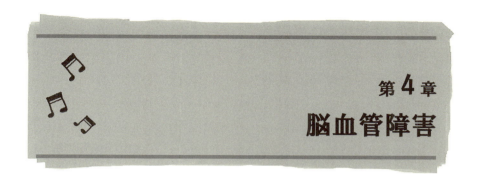

第4章 脳血管障害

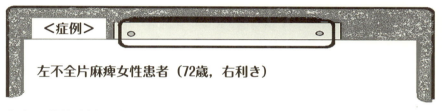

＜症例＞

左不全片麻痺女性患者（72歳，右利き）

（1）医学的診断と所見

▶ 診断名：右中大脳動脈（Middle Cerebral Artery: MCA）領域の心原性脳塞栓症，発作性心房細動，左肘関節脱臼

▶ 既往歴：心房細動，高LDL血症，10年前に僧帽弁手術

　夫と二人暮らしで，ADLは良好でした。X-2日，気分不良のため近医を受診し，不整脈を指摘されました。その後，普段通り調子よく過ごしていましたが，X日の夕方頃台所で倒れました。夫の呼びかけに対する反応は不良で，救急隊到着時は，左上下肢はほぼ完全麻痺で，左方への共同偏視が見られました。

（2）音楽療法の目的と経過

　通常のリハビリ訓練を行った上で，楽器を使って手の運動をする，音楽の演奏をリハビリに応用することを目的としています。

（3）音楽療法のプログラムの概要

　押しボタンで楽器を演奏することにより，1回20分，計5日間，上肢の訓練を

行い，期間の前後で各種指標を用いて運動機能を評価しました。

❓ セッションでの問題点と疑問点

・訓練に意欲的に取り組んでもらえるか？
　特に，もともとうつ傾向があるので，脳血管障害を生じた精神的ショックでやる気を失っていないか？

 ディスカッション

医師（以下，Dr）：左不全片麻痺に対する音楽を用いたリハビリトレーニングの症例について，クリニカル・カンファレンスを始めます。

音楽療法士 A（以下，MT A）：患者は T さん，72歳，右利きの女性です。診断名は右中大脳動脈（Middle Cerebral Artery: MCA）領域の心原性脳塞栓症，発作性心房細動，左肘関節脱臼です。既往歴には心房細動と高 LDL（いわゆる悪玉コレステロール）血症，また10年前に僧帽弁手術を行っています。

　夫と二人暮らしをされており，ADL（Activities of Daily Living, 日常生活動作）は良好でした。X-2 日，気分不良のため近医を受診したところ，不整脈を指摘され，点滴および内服薬による治療を受けました。その後，X 日の夕方頃までは，普段通り調子よく過ごされていましたが，夕食後の片づけをしていたとき，突如，台所で倒れました。夫の呼びかけに対する反応は不良で，うわごとを言っていました。救急隊到着時は，左上下肢はほぼ完全麻痺で，左方への共同偏視が見られました。しかし，搬送途中に徐々に症状は改善しました。また，T さんは子供の頃から，肘伸展位で手をついたりするとよく脱臼されていたようです。作業療法は発症 4 日後より開始しています。

＜症例＞　左不全片麻痺女性患者（72歳，右利き）

Ｄｒ：ここまでの病歴で，質問や確認事項はありますか？　退院サマリーの記載から，少し補足をします。倒れたシーンでは，ドーンと物音がしたのを隣の部屋にいたご主人が聞きつけ，慌てて台所に行ってみたら，左上肢を下にしてＴさんが倒れているのを発見した，ということです。それから救急外来を受診してMRIをとっているときには，NIHSS（脳卒中の重症度を0～42で評価するスケールで点数が高いほど重症）のスコアが3点という，軽度なレベルまで麻痺が回復しています。そのため，血栓溶解療法の適用にはなりませんでした。病歴から言うと，前々日に不整脈があったときに発作性心房細動が起き，そのときにできた心内血栓が発症日に脳血管に飛んで詰まったと考えられます。バンと詰まってそのあと塞栓子が自然に壊れて流れていったため，急激に意識や神経症状も改善しました。シュペクテキュラー・シュリンキング・デフィシット（Spectacular Shrinking Deficit: SSD）と神経内科では呼ばれる病態です。

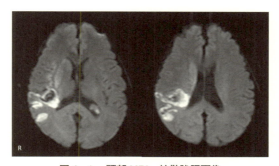

図4-1　頭部MRI　拡散強調画像

画像所見について説明します。右MCAの下の枝の部分が，拡散強調画像で高信号に見えています。右の放線冠のところが少し高信号になっており，右の基底核も少し高信号です。ただし，これらの部位での高信号は，頭頂側頭接合部のところほどは高くなく，うっすら高信号という状態です。ですから放射線科医も，そこはいったん虚血になったけれども，早期に再還流したため，ごく軽度の高信号で済んだと読んでいます。つまり，MRIを撮った時点で虚血となっていたのは，右MCAの下降枝

39

の末端部分，部位から言うと頭頂側頭後頭接合部，角回になります。
次に，作業療法開始時の身体所見をお願いします。

作業療法士（以下，ＯＴ）：意識清明，左肘関節脱臼，左上下肢の軽度麻痺，軽度の巧緻性低下，肩関節周囲筋の緊張低下，体幹・四頭筋，臀筋群の緊張低下がありました。あとは左側での表在覚低下を認めました。ADL は起き上がり自立，トイレは監視にて病室内のトイレで使用可能。食事はセッティングにて自立されています。

Ｄｒ：まとめると，麻痺は軽度の巧緻性の低下という程度で済んでいますが，左肘関節の脱臼のために運動がしにくくなっていました。入院時にトイレも監視で行ける，食事もセッティングで自立ということから，神経学的な欠損は軽くて済んだ，ということです。

言語聴覚士（以下，ＳＴ）：半側空間無視はありませんでしたか？

ＯＴ：認められませんでした。

Ｄｒ：部位的には半側空間無視があってもおかしくないですね。病変がもう少し大きければあったかもしれない。MRI でうっすらと映っていた場所がありましたが，そこが全部梗塞になっていれば，半側空間無視も起こっていたかもしれない。

音楽療法士Ｂ（以下，MT Ｂ）：Ｔさんの身体所見にある軽度巧緻性低下という麻痺の状態ですが，具体的にどのくらいのことができなくなっているのでしょうか？

ＯＴ：この方は，しばらく肘関節の脱臼をしていたので，生活上左手を使うことはありませんでしたが，おそらく感覚が鈍かったため，ボタンの留めはずしなどが，やりにくかったと思われます。実際には脱臼しており，シーネで固定していたため行っていないです。

Ｄｒ：軽度の巧緻性低下となると通常は，ボタンかけ，お箸，あるいは書字などに支障を来すことが多いですね。
では，音楽と楽器を用いたリハビリの対象者の選択基準について，説明をお願いします。

MT Ａ：今回の音楽リハビリの対象者の選択基準としては，当院の入院患者様で脳血管障害があり，四肢の運動機能の訓練を必要とされる方で，なおか

<症例>　左不全片麻痺女性患者（72歳，右利き）

つ意識レベル，ジャパン・コーマ・スケール（JCS）が1桁の方です。作業療法士からの紹介によって，音楽リハビリの介入を開始しました。

Dr：麻痺がある方で，意識障害のレベルが少なくとも訓練が遂行できるレベルの方，同じことは精神症状についても言えます。また，当然ですが，リハビリをできる程度に全身状態が安定している方。例えば肺炎で「ゼーゼー」いっている方などは，対象者にはなりません。

方法としては，楽器を使って手の運動をする，音楽を演奏することでそれをリハビリに用いる，ということが今回行ったことの概略です。

ではここから，訓練方法，続いて評価項目について，それぞれ説明をお願いします。

MT A：訓練方法ですが，1回20分間の計5日間，さまざまなサイズの押しボタンを使用して，作業療法士の指導・監督の下，上肢の筋力訓練，四肢の巧緻性機能向上を目的に行いました。評価は，第1日目と第5日目の訓練開始前に行っています。

Dr：補足すると，倫理的問題から通常のリハビリ訓練を行った上で，音楽療法を行ったということになります。評価項目について作業療法士さん，お願いします。

OT：臨床場面でよく用いられている徒手筋力検査は筋力がどの程度あるかという量的なものを指します。またブルンストロームステージ（BRST）は，麻痺の回復段階についての質的なものを指しています。あと，握力，軽度片麻痺の巧緻性を見るため，10秒テスト，Finger Tapping Test（FTT），Finger Individual Movement Test（FIMT），Hand Pronation and Supination Test（HPST）そしてIPU巧緻動作検査があります。また，覚醒レベルの評価目的にカウンター，1〜20までの数字の順唱と逆唱，Wechsler Memory Scale-Revised（WMS-R，ウエクスラー記憶検査）の視覚性記憶範囲を行いました。

FIMTというのは，拇指から小指の順に屈曲していき，小指からまた拇指の順に伸展，伸ばしていくという方法です。各指の屈曲または伸展を1回として，カウントしていきます。HPSTというのは，座った状態で，一方の手掌を上に向けて膝の上に置いて固定し，もう一方の手掌と手背

を交互に続けて叩いてもらいます。手掌と手背を交互に続けて，回内外という動きなのですが，それぞれを 1 回としてカウントします。FTT ですが，同じように座位にて，一方の手掌を上に向けて膝の上に置いて固定し，その上にまた他方の手を置き，手の MP 関節，PIP 関節を軽く屈曲させて，手背を上に向けて置き，手関節を支点として，指先で，膝の上に置いている手の手掌部を叩きます。こうして，指先で手掌部を叩くごとに，1 回とカウントします。

IPU の高次動作検査というのは，大ペグ，中ペグ，小ペグという 3 種類のペグ（大きさや素材が異なる棒）で，移し動作と返し動作の 2 種類の動作，計 6 種類の検査を行います。検査は 1 回につき，9 本のペグを用い，移し動作と返し動作に要した秒数を計ります。

Ｄｒ：神経心理学的検査について説明します。まず，1 から 20 までの順唱と逆唱，これは数字を順番に 1 から言っていくのと，20 から逆に遡るという課題です。WMS-R の視覚性記憶範囲というのは，縦横 1 辺が 2 センチの八角形を，検査者が指でタッピングして，被験者はその順序通り，あるいはその逆の順序でタッピングしてもらうという課題です。

研究員（以下，ＲＡ）：評価の時期ですが，5 日目は，訓練後ではなく，訓練開始前というのはなぜなのでしょう？

MT A：訓練を終えてから評価をしますと，その訓練の疲れや，訓練自体の効果による影響が結果に反映されてしまってはいけないので，評価は初日と最終日の開始時と設定しています。

Ｄｒ：では訓練の具体的内容について，音楽療法士の A さんお願いします。

MT A：今回用いた楽曲は『ふるさと』や『ふじの山』など馴染みのある曲を使用して，その楽曲の拍子に合わせ，押しボタンを押してもらいました。その際，ボタンの設置場所は，訓練に適した場所に設置し，取り組んでいただきました。

Ｄｒ：例えば，ボタンの配置場所として，距離を離したり，マグネットでボードの上部に貼り付けたりということですね？

MT A：はい。

Ｄｒ：では，結果にいきましょう。

＜症例＞　左不全片麻痺女性患者（72歳，右利き）

ＯＴ：ブルンストロームステージ（BRST）に関しては，著明な変化は見られませんでした。10秒テストの結果は，患側では第1日目と第5日目を比較すると，HPSTは大きく増加していたのに対し，FIMTとFTTはわずかながら，回数の増減が見られています。一方で，患側では3つすべてにおいて回数の増加が見られました。患側では，FIMTを除く，他の2種類の項目について，増加傾向にありました。

次はIPU巧緻動作検査です。こちらは所要時間が減るほど，成績が良いという解釈ではありますが，健側は3種類のどのサイズもあまり所要時間は変わりませんでした。患側においては大ペグの返し（動作）を除く，大中の移し・返し（動作）ともほとんど時間は変わりませんでしたが，一方で，小ペグの移し・返し（動作）では5日目で，時間の短縮が見られています。

Ｄｒ：患側・健側とも，最初からわりとよいです。いわゆる天井効果となっています。

ＯＴ：ただ，骨折のため，左上肢はシーネ固定をされていました。

Ｄｒ：動かしようがない，ということですね。

ＯＴ：はい，そのため精査不十分でした。

Ｄｒ：10秒テストでは，健側のほうでHPSTが増加しているのに対して，あとの二つ，FIMTとFTTに関しては横ばいから少しの変化ということですね。患側では三つすべてにおいて，回数の増加が見られました。

ＯＴ：そうですね，FIMTはあまり変わらなかったので，横ばい傾向です。

MTB：今回使用した検査は，よりたくさんできたほうがよいのですか？

ＯＴ：そうです。

Ｄｒ：他はどうですか？　患側だけ見るとFIMTはほぼ横ばいですが，他の二つは回数が5日目で増えています。これはリーズナブルな結果です。ただ健側のほうを見ると，最初も最後も能力的には変わりませんが，HPSTのほうは5日目のほうがよかった。HPSTの回数は，第1日目も5日目も患側のほうが健側より少ない。健側のほうは短い時間で第1日目からできている。けれども，患側のほうは健側に比べたら，第1日目も第5日目もものすごく秒数がかかっている。ただIPU高次動作検査は，

大きさによって違うのか，中返しと大移しはそんなに，前後ともに変わらず比較的成績がよい．大返しが5秒伸びているが，小返しや小移しなど小さなものは明らかに改善しています．大きさの違いで結果に差が出たりするものなのですか？

ＯＴ：やはり，大ペグのほうが持ちやすいということと，小さくなればなるほど巧緻性が難易度として高くなるので，小ペグのほうが持ちにくさというのは感じられると思います．あと，移すという動作は返しに比べて難易度が低く比較的行いやすいので，移しのほうが取り組みやすかったと思います．返しとなると，Ｔさんの場合，ギブスで固定されている分，動かしにくさがあったと思います．

Ｄｒ：ギブスで固定さていても，移しのほうは肩を支点にしてできますが，返しとなると，手首や肘関節をねじるという動きがないとできないですから．だから，ギブスが加わっていることによる変動，そのときのパフォーマンスにより，5秒くらい伸びたという解釈でよいと思います．

ＳＴ：小移しと返しで時間が短くなったというのは，どういう要因が考えられるのでしょうか？

ＯＴ：そうですね，確かに短くなっています．

Ｄｒ：これも純粋に巧緻運動が改善したと考えるのが一番素直な理解ではないでしょうか．

続いて，神経心理学的評価について，私のほうから報告します．

主に数唱や逆唱というのは，覚醒レベル，つまりどれだけはっきりしているか，ということを見るために行います．1から20までの数唱の，順唱と逆唱を比較すると，第1日目，第5日目とも逆唱のほうが要する時間が長いです．難易度から見て，これは当然と言えます．逆唱のほうは5日目に向かって1秒だけ短縮し，順唱のほうは1秒延長していますが，わずか1秒の変化なので，両方ともこれは誤差範囲内だと思われます．WMS-Rの視覚性記憶範囲は，点数が高いほど成績がよいのですが，不思議なことに，同順序も逆順序も第1日目は両方とも6個できたのに対して，5日目は同順序で4個，逆順序で2個に低下しています．この結果は，他の検査結果と乖離しています．これが，例えば覚醒度の問題で

<症例> 左不全片麻痺女性患者（72歳，右利き）

あれば，数唱の逆唱も伸びるはずです。もし覚醒度の問題ではないということであれば，発症1～2週間後には梗塞の周りが腫れてきますから，その影響で視空間認知の能力自体が落ちたのかもしれません。しかし，視空間認知が落ちたら，先ほどのIPU高次動作検査などの検査結果も落ちるはずです。となると他の検査と，WMS-Rの視覚性記憶範囲の5日目の結果というのが，少し矛盾しているというふうに考えられます。これは音楽療法士のAさん，何か5日目に調子が悪かった理由はありますか？

MT A：Tさんは，もともと少しうつ傾向のある方で，気分の変動が生じやすいということが第一に挙げられます。また他の要因としては，この10日後に結婚記念日を控えておられ，しかも特に今年は結婚されて50周年の金婚式ということでお祝いの食事会を予定され，すごく楽しみにされていたようです。しかし今回，脳梗塞を発症され，リハビリ目的での転院の話が出たことで，予定していたお食事会を断念せざるを得なくなりました。そのような悔しさや残念な思いが，心理的影響を及ぼしてしまい，他よりも少し難易度の高い課題であったWMS-Rの視覚性記憶範囲で影響が出てしまったのではないかと思います。

Ｄｒ：退院して何とか50周年の金婚式に行きたい，あるいは行けるかなと思っていたが，どうもそれが難しいということで，デプレッシブになってしまっていたということです。数唱に比べれば，明らかにWMS-Rの視覚性記憶範囲のほうが難易度が高いので，気分による影響がこちらでは出やすかったと考えられます。

あと，握力とカウント数について，作業療法士さんのほうから報告をお願いします。

ＯＴ：握力では第1日目と第5日目では，患側・健側ともに1kgの増減の変化が見られています。計数器を用いたカウント数では，健側より患側の増加が見られています。

Ｄｒ：これも第5日目のほうが，カウント数のほうは患側のほうがよいですね。やはり意欲・やる気・取り組みのパフォーマンスの「ムラ」のようなものが出ていると思われます。

　　　　以上の結果をまとめると，一つひとつの検査の結果では，本来改善して
　　　いるはずのときに，予想通り良くなっている検査もあれば，逆に悪く
　　　なっている，あるいは変わらないという結果もあります。しかし，第5
　　　日目での患者さんの精神状態が，少しデプレッシブ気味になっていたと
　　　いうことや，同じ運動でもギブスによるシーネ固定をしていた影響とか
　　　を鑑みると，目的とした巧緻性動作自体は，特にIPU高次動作性検査
　　　で見られるように，訓練により改善している，と見てとれます。
　　　　一つひとつの検査結果を大事にしつつも全体として，身体症状だけでは
　　　なくそのときの認知機能や精神状態も含めた上で，結果を解釈すること
　　　が必要ということが，わかると思います。
　　　　全体を含めて質問をお願いします。
MT B：Tさんは音楽のリハビリの適用となったわけですが，音楽が好きか嫌い
　　　かは適応に関係しますか？　また，リハビリ対象者の音楽経験の有無は，
　　　リハビリの内容に関係しますか？
MT A：Tさんはすごく音楽好きで，中でも特にシャンソンがお好きだったよう
　　　です。また，ピアノのご経験もおありで，小さい頃から小学生高学年か
　　　ら中学生くらいまでピアノを習われていたようです。またK様のお嬢
　　　様もピアノを習っておられたということもあり，楽譜には馴染み深かっ
　　　たようです。また，音楽経験の有無は今回のボタン押しという内容に特
　　　に関係はないです。
R A：訓練方法のボタン押しに関してなのですが，ただ単にボタンを押すだけ
　　　なのか，それとも何か，口ずさんだりとか，などといったことも取り入
　　　れたりしたのでしょうか？
MT A：Tさんは，歌を歌ったりはせず，ボタン押しのみを行っていただきまし
　　　た。
D r：最初にも言ったように，通常のリハビリも行った上でのことなので，こ
　　　れの改善効果が，すべてこの音楽を用いたトレーニングによるもの，と
　　　いうわけではありません。演奏を用いた訓練に対してのTさんご自身
　　　の印象・好感度はどうでしたか？
MT A：最後のときに，通常のリハビリと音楽リハビリに対する印象をおうかが

<症例> 左不全片麻痺女性患者（72歳，右利き）

いすると，「このような音楽リハビリがあるということに，はじめは戸惑って驚いた」とおっしゃっておられたのですが，徐々に2日目3日目と回数を重ねていくごとに，少しでもうまく演奏したいと思いながら取り組んでくださっていたようです。また，「普通の訓練より意欲的に取り組むことができた」ともおっしゃっていました。

Ｄｒ：わりと気に入ってやっていただけたということですか？
ＭＴＡ：そうです。
Ｄｒ：こういった新しい手法でやるときには，当然従来の方法よりも効果があれば一番よいわけです。しかし，なかなかそうはいかなくて，非劣性が証明されれば，第一段階としてはまずOK。非劣性というのは，悪くはない，同等かそれ以上ということです。そこがある意味，最低条件として押さえるべきところです。非劣性が証明されたら，では，どちらのほうが患者さんのアプローチがよいか，要するに患者さんが好んでするか，ということが問題になります。わかりやすく言えば，そちらの方法のほうがやる気が起こりやすいと証明されれば，効果が同等であるとしても，全体から見ればよい方法，ということになると思います。ただ，実際の臨床現場ではさらに，経済性や，療法士さんにかかる負担といったものも大切な要因です。今回の患者さんの場合ですと，用いた方法が非劣性かどうかということは，この1例から言うことはもちろんできないですが，少なくとも訓練に対する患者さんのアクセスというのはよかった，ということは言えると思います。

音楽を用いた訓練が他の訓練方法と大きく違うのは，運動の結果が音として，リアルタイムで患者さんにフィードバックされるという点です。つまり，演奏行為の結果の演奏といったものが，すぐ音で返ってくるから，演奏が変になっているとそこで自己修正，特にＴさんのように音楽経験のある方であれば強烈な自己修正への意図が働くため，運動に対する訓練の効果をいっそう高める，というのがこれまでのいろいろな論文での解釈です。

今後も引き続いて，いろんな患者さんに効果を確かめていきましょう。

▶その後の対応

リハビリ病院に転院されました。

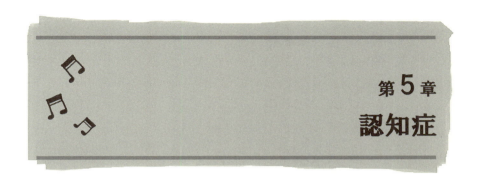

第5章 認知症

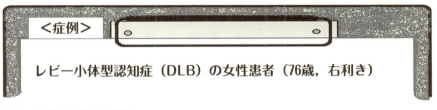

<症例>

レビー小体型認知症（DLB）の女性患者（76歳，右利き）

（1）医学的診断と所見

▶ 診断名：レビー小体型認知症（DLB），高血圧，糖尿病，腰椎症，緑内障，白内障。

　平成19年頃から家族が物忘れに気づくようになりましたが，特に大きな生活障害はないということで経過観察されていました。2年後の平成21年の11月に，物忘れの進行が気になって，病院を受診しています。その頃から，幻覚と妄想がありました。その後も現在に至るまで，身体的な神経学的所見に大きな変化はないという状況が続いています。

（2）音楽療法の目的

　妄想や幻覚などのBPSDの中の陽性症状を抑えることが第一の目的で，無為や意欲の低下などの陰性症状を改善させることが第二の目的です。そして，音楽療法への参加を通して閉じこもりがちの生活を脱却し，身体機能を維持・改善するのが第三の目的です。

第 5 章　認知症

（3）音楽療法のプログラムの概要

物忘れ外来患者（男性6名，女性5名：計11名）を対象とする表（表5-1，p.51）のような集団音楽療法プログラムに参加しました。実施時間は，週1回水曜日の10時30分～約1時間です。

❓ セッションでの問題点と疑問点

・音楽療法のセッションに嫌がらずに通ってくれるだろうか？
・音楽療法が患者のBPSDをかえって悪くすることはないだろうか？
・BPSDやADLの改善に，音楽療法は役立つだろうか？

ディスカッション

医師（以下，Ｄｒ）：これから認知症の症例についての，音楽療法のクリニカル・カンファレンスを始めます。まずは，患者紹介です。Uさん，76歳の右利きの女性です。診断名はレビー小体型認知症（DLB，30点満点），そのほか，高血圧，糖尿病，腰椎症などです。さらに緑内障，白内障などの眼科的疾患もあります。最初に，私から，主な病歴についてお話しします。最初に家族が「あれ？」と思ったのは，平成19年頃の物忘れです。そのときは，特に大きな生活障害はないということで経過観察となりました。ちなみにそのときのMini-Mental State Examination（MMSE，30点満点）は24点です。2年後の平成21年の11月に，やはり家族が物忘れが進んでいるのではと気になって，当院を受診されています。頭部MRIでは，動脈硬化による虚血性の変化が見られて，微小出血も側頭葉とか頭頂葉に見られました。萎縮は軽くて年齢の範囲内でした。脳血流シンチは，両側前頭葉の左優位の血流低下という所見でした。以上より当初はアルツハイマー病が疑われました。ただし，その頃からBe-

<症例> レビー小体型認知症（DLB）の女性患者（76歳，右利き）

表5-1　物忘れ外来患者（男性6名，女性5名：計11名）

項　目	目　的	活　動　内　容	使用楽器・機材
導入	始まりの認識	開始BGM ♪ペールギュントより「朝」 体調などの患者様へ質問 今日の日付と，プログラムの説明	音楽プレイヤー
展開1 体操	参加しやすいセッションへの雰囲気づくり 参加への促し	準備体操 深呼吸→軽いストレッチ→発声練習	キーボード
展開2 歌唱1	声を出して歌う 自発的な発言の促し 回想 季節の認識	季節の歌にちなんだ唱歌，歌謡曲 ♪春よ来い 「小さいころのあだなはなんでしたか？」 （何と呼ばれていましたか？）	キーボード
展開3 リズム合奏	指示の理解 達成感の獲得 集団であることの理解の促し	リズム打ちのしやすい音楽 ♪「ワシントン・ポスト」	音楽プレイヤー
展開4 活動	指示への理解 自分の声を聞く 他患者様の声を聞く	パートナーソング ♪浦島太郎 ♪ウサギとカメ 各曲を確認のため必ず歌う 段階付けを行う	キーボード のち，アカペラ
休憩	休憩	BGM ♪「ユーモレスク」 お茶などを飲み，各自休憩してもらう 音楽療法士は患者様と会話し，次の活動への促しをする	音楽プレイヤー
展開5 歌唱2	情動の発散 （回想）	カラオケ ♪君たちがいて僕がいた ♪北国の春 ♪夜明けのうた	キーボード カラオケ機材
展開6 鑑賞	クールダウン	音楽聴取 「ワルツ#15」	音楽プレイヤー
終結・挨拶	終わりの認識 次回への促し	終了BGM ♪「放課後の音楽室」 プログラムの振り返り 次回のお知らせ	音楽プレイヤー

havioral and Psychological Symptoms of Dementia（BPSD，認知症の行動心理症状）として幻覚や妄想がありました。例えば，トイレの天井から人が入ってきて悪さをしていたとか，エアコンから虫が落ちてくるという訴えがあり，時には警察を呼んだりという事態にもなったそうです。その後，ドネペジル等が投与されました。平成22年すなわち受診された1年後のMMSEは23点で，点数からすると，平成19年からほとんど変わっていませんでした。神経学的所見は，身体的には大きな問題はない。構音障害や嚥下障害もありません。腰痛や膝関節痛などはありましたが，パーキンソニズムと呼ばれるような歩行障害，手とか首の関節の筋強剛もありませんでした。その後も現在に至るまで，身体的な神経学的所見は大きな変化はないという状況が続いています。

平成23年の9月から平成24年の2月まで，研究目的での介入を行いました。そしてその年の6月から，音楽療法が始まりました。では，音楽療法が始まる前の神経心理学的所見について，言語聴覚士さん説明をお願いします。

言語聴覚士（以下，ST）：音楽療法開始前の神経心理学的所見をお話しします。今回，神経心理検査として，知的機能の評価であるMMSE，それから，レーヴン色彩マトリックス検査を行いました。あと，記憶機能の評価であるリバーミード行動記憶検査，それから構成能力の評価として，模写と自発描画，前頭葉機能の評価としてTrail Making Test（TMT）-Aおよび-B，語想起課題，Frontal Assessment Battery（FAB）を実施しました。まず，MMSEは30点満点中23点。これは，場所の見当識が－1点，計算－4点，遅延再生が－2点でした。レーヴン色彩マトリックス検査は，36点満点中20点，所要時間は5分37秒でした。どちらのテストも点数低下があり，知的機能の異常が認められました。リバーミード行動記憶検査は，標準プロフィール点が24点満点中17点，スクリーニング点が12点満点中7点で，軽度の記憶障害が認められました。構成能力は，若干歪みはありましたが，全体的な形態をとらえることはできていて，明らかな構成障害は認められませんでした。前頭葉機能検査の，TMT-Aは205秒で誤りはありませんでしたが，TMT-Bは361秒

<症例> レビー小体型認知症（DLB）の女性患者（76歳，右利き）

と施行時間の延長が見られ，誤りが1回ありました。語想起課題は，動物のカテゴリーが15個，野菜のカテゴリーは16個でした。語頭音の想起の課題では「た」が8語，「て」が3語，「さ」が7語，で平均6語でした。つまり，カテゴリーの想起は可能でしたが，語頭音からの想起の低下がありました。FABは18点満点中11点，類似性の理解－1点，語の流暢性－1点，運動系列－2点，go／no-go課題－2点，把握行動－1点で，カットオフ値の12点以下でした。これらの結果より，前頭葉機能の障害が認められました。

Ｄｒ：では，全体をまとめてください。

ＳＴ：音楽療法の開始前の評価としては，知的機能の低下と軽度の記憶障害，前頭葉機能障害があり，構成能力は保たれていました。

Ｄｒ：では次に，患者さんの家族背景について，ソーシャルワーカーさんから説明をお願いします。

ソーシャルワーカー（以下，ＳＷ）：家族背景は，現在独居です。夫は死別で，娘さんが二人いらっしゃいます。長女は，自宅から車で1時間程度のところにいらっしゃいます。次女はご近所のため，主として次女さんが介護を担当されておられます。音楽療法へは毎回次女が付き添われております。

Ｄｒ：この方の医学的な問題点を挙げますと，一番最初の平成19年に物忘れで一度，病院を受診しているのですが，平成21年に病院を受診した頃からは，幻覚・妄想といったBPSDのほうが主な問題点になっています。それはその後も現在に至るまで，ずっと変わっていません。身体的なことについては，血圧が時々上がることはあるみたいですが，全体としては落ち着いています。糖尿病もきちんと内服管理されています。まとめますと，レビー小体型認知症とそれによるBPSD，これがまず一番目で，二番目は，高血圧。三番目は，糖尿病。四番目は膝・腰痛となります。患者紹介の最後に，ケアの上での問題点ということについて，ソーシャルワーカーさん，まとめてください。

ＳＷ：先ほどもお話があったように，長期的に見ると年明けくらいから1〜2か月は，被害妄想が中心に出てきています。BPSDが少しひどくなって

きていましたが，この春くらいからは若干落ち着いてきているようです。それと，この方はもともと頑固で自分のやり方に固執するという傾向があるようで，思い込んだら周囲の意見は聞かれないそうです。またうつや不安もあり，状況に対してプラスの解釈がなかなかできない。例えば血圧だけを異常に気にしすぎたり，自分の言うとおりにしてくれる医師以外は話を聞かないというところがあります。これらの点は，ケアの部分のちょっとした妨げになっていると思います。以前はとても活発な方だったそうで，それに比べると活動性や周囲に関しての興味というものもかなり薄れてきていて，無為の傾向が強くなっていると思います。Uさん以外の状況としては，ご近所に住まれている次女さんが献身的にお母様の介護をされていますが，次女さんも介護負担から精神的に不安定で，特にお母様の介護と自分の家事・仕事の両立というのが困難になってきているというご相談をお受けしています。

Ｄｒ：一人住まいということですが，日常の掃除，洗濯，料理といったことは，音楽療法が始まる前の段階で，お一人でできていたのでしょうか？

ＳＷ：以前のカルテの記録では，ヘルパーや訪問看護が入られているというお話は次女さんからうかがっています。

Ｄｒ：料理はどうされていますか。

ＳＷ：ご本人の話では，ご自分でされるそうです。

Ｄｒ：次女さんから料理に関して困ったという話は出ていますか？

ＳＷ：出ていません。

Ｄｒ：ということは，日常生活上の大きな困難というものが，少なくとも経過の中でどんどん出てきているというような状況ではないということですね。

ＳＷ：そうです。

研究員（以下，ＲＡ）：神経心理検査の結果の解釈や，音楽療法での楽曲選択にも影響すると思うのですが，ご本人様の教育歴や出身地はどうなっていますか？

音楽療法士Ａ（以下，ＭＴＡ）：出身は満州です。それから三重に戻ってこられました。教育歴は，高校卒業です。

＜症例＞　レビー小体型認知症（DLB）の女性患者（76歳，右利き）

Ｄｒ：音楽歴はどうですか？
MT A：音楽は好きで聴いてはいたけれど，歌うのは得意じゃないからほとんどやっていないと，ご本人はおっしゃっています。
Ｄｒ：お琴などを習ったこともないのですね？
MT A：はい。
Ｄｒ：グリソンの音楽スケール（音楽に無関心な素人を１，優秀なプロの音楽家を６として，１～６の６段階で音楽能力を表す）で言うと２です。特別に音楽好きでもない普通の素人というのが２に相当します。経過で注目すべき点として，外来で複数とられた MMSE が平成19年から平成22年までの３年間，点数がまったくの横ばいであることです。その間，生活障害がどんどん広がってきているという様子もない。むしろ，BPSDが出てきて，それが主な問題点になっていたという点，それが音楽療法開始前の状況です。
　　では，これらの状況を踏まえて，音楽療法でどのような目的を設定して，それに対してどういうプログラムを立てたかという点について，検討しようと思います。これは振り返りになりますけども，本例における音楽療法の目的について，説明をお願いします。
MT A：まず，当院での音楽療法についてですが，認知症と診断のついた患者様を対象にして，BPSD の軽減を目的に，現在10名前後で行っている集団音楽療法です。Ｕさんと関わる上で設定している目的としては，BPSD の中でも，無為や不安の軽減があげられます。Ｕさんがデイサービスを利用していないことや，ゴミ捨てはご家族に任せ，お買い物はヘルパーさんに頼むというように，基本的にご自分が生活するのは部屋の中だけで，外に出ることや体を動かすことがほとんどありません。その点から，身体機能の維持という目的としても，音楽療法を行いました。
Ｄｒ：BPSD の中でも陽性症状というべき，妄想とか幻覚などのどちらかというと派手な症状を抑えるということが第一の目的。第二に，無為・意欲低下などの陰性症状を改善させること。そして，閉じこもりがちの生活だから，音楽療法への参加を通して身体機能を維持・改善してもらおうというのが第三の目的とまとめることができると思います。

　　　　　以上のような目的を達成するために，この方に入っていただいている集団音楽療法のプログラムにどういうふうな工夫，あるいはどういうふうな設定をしたかということについて，音楽療法士さんから説明をお願いします。
MT A：この音楽療法は午前10時半から11時半までの1時間ほどのセッションです。その中で，見当識を強化するために日付を確認したり，季節にちなんだ唱歌を用います。また，リズム合奏の際には go ／ no go などの指示に対する理解の向上や，身体的機能の維持を目的としています。後半には，皆さんお一人お一人に歌を歌っていただく時間を作っています。このときに，患者様がどんな歌がお好きかということを，事前にご家族からアンケートをとり，なるべく好みに沿えるようにプログラムを組んでいます。お好きな歌を提示すると，より興味を持って，歌っていただけているような印象でした。
Ｄｒ：では，添付の表（P.51参照）に沿ってさらに詳しく，実際のセッション内容を説明してください。
MT A：まず，導入です。先ほども申し上げましたように，見当識の強化として今日の日付の確認とプログラムの説明を行っています。ここでは毎回，「おはようございます，今日ののどの調子はどうですか？」という決まった質問をしています。このときに表情や返答の仕方を観察し，その日の患者様の気分，特に BPSD の有無などを把握し，その日の関わり方についての情報を収集しています。調子が悪そうだと感じたら，用いる楽曲のキーやテンポを下げて落ち着いた感じにしたり，「辛かったら無理して歌わなくてもいいですよ」というような，お声かけをさせていただいています。

　　　　　導入の間はいつも，同じ曲を BGM として用いています。Ｕさんは記憶障害は目立ちませんが，他の参加者にはアルツハイマー病の方もいらっしゃいます。アルツハイマー病は記憶障害が主症状です。毎回同じ BGM を用いることにより，「これから音楽療法が始まるのだな」という気持ちの上での準備をしていただけるようにしています。
Ｄｒ：では，二番目の「展開1：体操」に移りましょう。

<症例>　レビー小体型認知症（DLB）の女性患者（76歳，右利き）

MTA：あまり多くの時間はとれませんが，深呼吸や軽いストレッチ・発声練習などを行っています。軽いストレッチの中で，痛そうな表情をされたり，動かしづらそうな方がいらっしゃるかどうかなど，体の調子も見させていただいています。動作の指示の理解が得られるかどうかどうかで，患者様の状態も把握するようにしています。

Ｄｒ：三番目の「展開2：歌唱1」です。

MTA：季節にちなんだ唱歌や歌謡曲を使っています。今回の添付の表では，『春よ来い』を使用しています。この曲を1曲歌ったあとに，この季節にちなんだお話や，曲にちなんだお話を皆さんにしていただくことによって，簡単な回想や，季節の認識の強化をしています。このときは，歌の中に「歩き始めたみいちゃんが」という歌詞がありましたので，幼いときに呼ばれていた呼び名，冬から春に変わるときの木々の様子などのお話しを皆さんとしました。

Ｄｒ：ここで用いる曲の，選択基準はありますか？

MTA：ひとつはその時々の季節の歌。それから，歌いやすいもの，あまり難しくないもの。そして皆さんがよく知っていて一緒に歌えるもの。言葉数がなるべく少ないものを選んでいます。また，唱歌や童謡を用いるとき，幼稚にならないよう気をつけています。

Ｄｒ：なるほど。では，四番目の「展開3：リズム合奏」。

MTA：とても体を使う項目です。まずは，その曲に合わせて私が「手拍子をしてください」「足踏みをしてください」などの指示を加えていきます。指示の理解ができるか，部分的な指示であれば可能である，指示の理解ではなく模倣している，といったことを観察しています。時々，太鼓や，ユニークな民俗楽器を用いることで，興味を持って参加していただけるよう工夫しています。また，一曲やりきることによって達成感を獲得していただくことも目的としています。時には，活動中に患者さん同士でハイタッチをしてリズムを作ってもらうなど，集団であることの理解の促しも行っています。身体的な動作の強化としては手拍子や，足踏みだけではなく，肩を叩いていくなどの動作も加えています。

Ｄｒ：フレーズごとに叩くグループを変えたりして行うこともありますね。つ

まりgoとno goといった，認知訓練的なことも含まれています。
ＲＡ：ユニークな民俗楽器って，例えばどんなものがありますか？
ＭＴＡ：例えば，ジャンベという太鼓は，軽く叩くとポンというくらいの音しか出ないのですが，遠慮なしに強く叩くと和太鼓とも，小太鼓とも違う独特な音を出します。打面が革張りなので，日によって湿気によりあまりいい音が出ないときがあります。そんなとき「今日はあんまりいい音が出ないね」と，患者さんから言っていただけることもあります。動物の形をした楽器も，好評です。
音楽療法士Ｂ（以下，ＭＴＢ）：リズム合奏は，だいたい何分くらいされているのですか？
ＭＴＡ：一曲まるまるやるので，3分くらいですね。日によって，もう1回やったりするので，6分かかることもあります。途中少し，休憩をとってもらうこともあります。
ＭＴＢ：2回目を行うかどうかはどのように判断されているのですか？
ＭＴＡ：中途半端に終わってしまったときと，しまりが悪いと思ったときに，もう1回やってみて，達成感が得られるよう終わらせています。
Ｄｒ：ここまでがセッションの前半ですね。ここで休憩が入りますね。休憩のときの工夫は？
ＭＴＡ：休憩のときは，3分ほどの決まったBGMをかけています。この間は，お茶を飲んだり，お手洗いに行っていただくなど，自由に過ごしていただいています。脱水を防ぐためにも，できるだけ水分を取っていただくよう勧めています。この時間内で，お隣の席同士でお話しされている方もいらっしゃいます。
Ｄｒ：次からは，後半です。「展開4：活動」です。
ＭＴＡ：ここでは，パートナーソングという活動を行っています。例えば，『浦島太郎』と『うさぎとかめ』といった，まったく違う歌を同時に歌ってもらうと，きれいなハーモニーをつくることができます。新しいハーモニーパートを覚えることはとても難しいことですが，もともとある馴染みのあるメロディを使ってハーモニーをつくることによって，取り組みやすくなっているのではないかと思います。

＜症例＞　レビー小体型認知症（DLB）の女性患者（76歳，右利き）

Ｄｒ：うまくはまるとそれなりに面白い響きになって，患者さんも「おー！」みたいな感じの反応が見られます。逆に言うと，ちゃんと患者さんは自分たちの歌を聴いてるのだなというのが，それでわかります。

ＭＴＡ：「つられた！」「つられずに歌えたよ！」と笑顔でお話しくださったり，つられてしまって照れ笑いして隠すなど，そういう行動も見られます。

Ｄｒ：周りの人と全然違うテンポで，一人だけでどんどん歌っていっちゃうっていうことはないですね。

ＭＴＡ：そうですね。

Ｄｒ：Ｔさんは，以前は伴奏のテンポと合わず，伴奏のテンポも関係なしで，周りと全然違うテンポで平気で歌ったりしていらっしゃいました。この頃，みんなでやるときは，そのようなことは全然ないです。
　こういったハーモニーになる練習っていうのは，響きを聴くことにより周りへの注意を向けさせるという訓練を目指しているのですね。

ＭＴＡ：はい。パートナーソングだけではなく，トーンチャイムを使った合奏なども行っています。

Ｄｒ：次は，「展開５：歌唱２」。

ＭＴＡ：キーボードの伴奏により，歌を歌っていきます。情動の発散を目的に，マイクを持って一人で歌ってもらっています。人前で歌を歌い，聞いてもらうことはおそらく相当な負荷になると思います。緊張しながらでも歌を歌うことで，１曲歌いきったときに達成感が得られるのではないかと思います。もちろん，人前で歌うことがあまり得意ではない患者様には，私が一緒に歌うことで，つつがなく取り組めるように配慮しています。使う曲は，皆さんの年代に合わせた昔流行った懐かしい歌ですとか，思い出に残るような歌を選曲しています。事前のアンケートとして，ご家族とご本人様に思い出に残った歌，得意な歌，好きな歌手や歌にまつわる思い出などをうかがっています。そこで得られた情報を使って選曲をしています。今回は，Ｕさんがお好きな，舟木一夫の『君たちがいて僕がいた』を選曲しました。

Ｄｒ：何曲か選ぶ際にはバラエティに富むように，例えばアップテンポの曲もあればローテンポの曲もあるという，そういう選び方をしていますね。

MT A：はい。
Ｄｒ：そのような曲を用いることによって，回想法的な取り組み，すなわち一番その人が活発に，あるいは充実してたであろう人生の時期の曲を聴いたり歌ったりすることによって，そのときに持っていた気持ちをよみがえらせる，成功の追体験といった役割を果たしているだろうと思います。他の人が歌った後は，皆さんちゃんと拍手しますよね。
MT A：はい。曲によってはその人の歌に合わせて手拍子をとっている方もいらっしゃいます。最近では，歌っている人の声をマイクがより拾えるように，マイクを持っている手を患者様同士で支えて歌っている，ということもありました。
MT B：歌詞の提示は，プロジェクターで前に映し出すという以外に何かされていることはありますか？
MT A：視野が狭窄している方や文字が見えにくい方には，パワーポイントのスライドをＡ４の紙に印刷したものを手元にお渡しして提示しています。
Ｄｒ：では，終盤で「展開６：鑑賞」。クールダウンです。
MT A：２分から３分くらいのゆったりした曲を流して，この間にお茶を飲んでいただいたり，目を瞑って休憩をしていただいたりしています。
Ｄｒ：この目的は？
MT A：現在の参加者にはいらっしゃいませんが，音楽療法でテンションが上がってしまって，盛り上がったままご自宅に帰られるというケースもあるようです。その場合，非常にハイな状態で帰られて，帰宅後にBPSDがかえって増悪するということがあります。それを防ぐために，一度落ち着いていただくという時間を設けています。
Ｄｒ：これは大事だと思います。ニュートラルな状態，プラスでもないマイナスでもないという状態でその場を離れるということは大事です。身体の運動ではクールダウンを行うのは常識になっています。認知活動においても，特にBPSDが問題になりそうな方に対しては，クールダウンというのはあってしかるべきだと思います。そして，最後は「終結：挨拶」。
MT A：ここでも毎回同じBGMを使っています。今日のプログラムの振り返りを行います。そして，来週の曲，次回のお知らせも行います。そうする

<症例> レビー小体型認知症（DLB）の女性患者（76歳，右利き）

　　　　ことによって，次回参加への促しをしています。
Ｄｒ：これでだいたいトータルで１時間から１時間10分くらいです。
　　　病院では，自由診療として１回1,000円をいただいています。まとめると，身体運動という側面がまずあります。認知面で言うと見当識，それから回想法的なことで自らのヒストリーを振り返る，あるいはそのときのことを思い出す，さらにハーモニー練習あるいは違う曲の合唱のときにはたらく注意，周りに注意を向ける・周りを聴くといった，そういうことが主な訓練目標になっています。
　　　これまで説明してもらった音楽療法を，Ｕさんの場合，平成24年の６月から現在に至るまでだいたい１年と２か月ぐらい行ってきました。では次に，経過と効果という点に移りたいと思います。まず，「経過」です。１年２か月のＵさんの出席率や，参加されているときのご様子について，説明をお願いします。
ＭＴＡ：Ｕさんは，２か月に１回通院のため欠席されていますが，それ以外は基本的にはずっと継続して参加していただいています。BPSDの中でも無為が目立っていましたが，Ｕさんは１時間から１時間10分のセッションは，途中で寝てしまったり，集中が逸れることもなく，ずっと熱心に取り組んでいらっしゃいました。
Ｄｒ：そうですね。新しく来られた方とかに気を配られたりとか，そういった配慮もＵさんはしてくださいます。音楽療法が始まってから現在に至るまでの医学的経過について話します。Ｕさんの場合，当初から問題になっているのはBPSDです。内服薬は，音楽療法が始まる前からBPSDを抑える薬というのが主です。もちろん血圧と糖尿病の薬は一貫して用いられています。音楽療法が始まる前は，抑肝散から始まってチアプリドやクロナゼパム，さらに眠剤が入ったりしていました。しかしだんだんと落ち着いて，去年の春ぐらいからはBPSDに関する薬としては，クロナゼパムが眠前１回になっています。ですからBPSDに関して言うと，完全に消失はしてないけれども，薬剤がどんどん増えていっているようなことはない。安定しています。神経学的所見は，身体的には一貫して変化はない。歩行障害，筋固縮等のパーキンソニズムもありませ

ん。膝腰に関しても，それがどんどん重篤になっていることもないです。お体の所見から言うと，全体的に見てほぼ横ばいというご状況です。では，神経心理学的所見の経過について，説明をお願いします。

ＳＴ：音楽療法の介入を開始してから３か月ごとにMMSEと模写，これは立方体と透視立方体を計５回実施しています。まず，MMSEの１回目，音楽療法の開始前なので平成24年の６月の時点でMMSEは30点満中28点（計算が－１点，図形模写－１点）でした。その３か月後の２回目は27点（計算－１点，口頭命令－１点，図形模写－１点）。３回目，これは半年後ですね，これは24点（日時の見当識－１点，計算－３点，口頭命令－１点，図形模写－１点）。４回目は30点で満点でした。５回目は29点で，日時の見当識が－１点でした。これらを見ていくと，知的機能の明らかな異常はこの５回の間では認められませんでした。次に模写では，全体的に形をとらえることはできていたのですが，透視立方体でpiecemeal approach（全体を捉えることなく，部分を積み重ねて描いていく方法）が見られました。ただ，５回の中では明らかな悪化はありませんでした。まとめますと，MMSEと模写の結果からは音楽療法介入後１年間の間で認知機能の大きな変化はなく，機能の維持が計れたのではないかと考えられます。

Ｄｒ：これらの経過は，明らかにアルツハイマー病のそれとは異なります。では次に，ケアの上での「経過」について，説明をお願いします。

ＳＷ：平成24年10月の時点の介護者へのアンケート検査結果を見ると，Mental Function Impairment Scale（MENFIS）64点で，現在に至るまでで一番悪化しています。同じ時期のZarit介護負担尺度（ZBI）は56点です。この時期がおそらくＵさんの状態が悪かった時期で，次女さん自身の介護負担も一番大きかったようです。この時期，音楽療法士さんからＵさんの衣服の汚れが目立っていると報告を受けています。

平成24年末からBPSDが強まり，次女さんも対応に苦慮されたようです。平成25年４月の時点では，Ｕさんの精神症状は比較的安定しており，それに伴って介護負担について次女さんからの大きな訴えはありませんでした。

<症例> レビー小体型認知症（DLB）の女性患者（76歳，右利き）

　同年7月 Neuropsychiatric Inventory（NPI）では「不安」「無為」「易刺激性」の項目について次女さん自身が「とても負担」「重度に負担」と感じられています。「興奮」「易刺激性」については過去に「介護負担なし」だった部分ですが，中等度以上の介護負担を感じ始めています。Uさんや次女さんをフォローする際に注意する内容だと思います。「無為」に関しては，以前の活発なUさんと現在のギャップが受け入れがたいがゆえに，介護負担が「重度」という結果に繋がっているのだと思います。

　ZBIを見ていくと，Uさんに対しての将来の不安をお持ちで，Uさんの言動に対してどうしていいかわからない，時間的にも経済的にも精神的にも不安で，余裕がない状態だと思います。

Ｄｒ：Uさん自身のご状況は，大きく変わってはいないけれど，むしろ次女さんの積もり積もった負担や将来の不安が逆にUさんにも反映されている気がします。誰が見ても十二分に頑張ってくれているから，次女さんに「もう，十分頑張ってるよ」というメッセージを伝えてあげないといけない。意欲低下・無為っていうのは普通，表に出てきません。と言うのは，少し言葉は悪いけど，介護者は楽だから。だから一番患者さんにとって問題になるのは，意欲低下と無為で1日部屋の中でボーっと座っているか，出されたものだけはちょっと食べ，「おいで」って言われたら一応トイレや風呂には行く。けれど外に出ることはなく，医療機関あるいはケアマネさんに問題点として浮かび上がってくるまでもなく，っていう状況です。これらはすべて，医療と福祉の目からこぼれ落ちている。逆にこの次女さんは，そういった職業にいるから，よけいにお母さんの無為・無欲といったものを何とかしてあげたい，っていう思いがより強い。だから，ある意味，普通の人だったら問題として気づかないようなところを問題として，ご自身が取り上げている。そこの気づきはいいことだけれど，かといって何か少しの取り組みで，それがうまく意欲的になるっていうこともない。そうすると，多くのことに気づく分，より多くの無力感にさいなまれるというような状況みたいです。今，訪問看護は受けています？

ＳＷ：訪問看護は利用されています。
ＭＴＡ：入浴は次女さんが，3日に1回，車でＵさんの自宅まで迎えに行って，次女さんのお宅で入浴するようです。Ｕさんの自宅に着いたら「『今日は風呂に入らん』と言われて，カッとなってしまう」とおっしゃっていました。
Ｄｒ：去年の11月頃，衣服が汚れていたっていうのは，単に着替えていなかったっていうだけ？ それとも，例えばトイレで汚したのを，そのまま着て外出していたとか？
ＭＴＡ：小さなシミのようなものでした。「あれ，どうしたんだろう？」という程度の袖口の汚れでした。そのときから髪が乱れていたのと，ずっとお化粧して参加されていたのにノーメイクでいらっしゃる回数が増えていたので，何か変化があったのかな，と思いました。それで気になって，ソーシャルワーカーさんに報告しました。
Ｄｒ：基本的にＵさんはもともとおしゃれです。そういう方がそういう服っていうのは，やっぱり変化として気になります。
これらの経過を踏まえて「本例における音楽療法の効果のまとめ」に移りましょう。音楽療法を行っていて，どういう変化があった，あるいはどういう印象を音楽療法士さんが持ったかということについて，報告をお願いします。
ＭＴＡ：約1年間音楽療法で関わらせていただいた中で，ご本人の様子として，全体的にご自身の疾患や，自分の生活についての不安が常にあるようでした。ただ，音楽療法は毎回楽しみにされて来ていただけていることと，デイサービスは続かなかったのに，これだけは続いているということは，注目すべき点だと思いますし，今後も引き続き参加していただきたいと思っています。また，Ｕさんは，周りの様子がすごく見えていて，周りの歌もすごく聞こえているご様子でした。音楽療法に参加される患者様の中で突出して素敵な歌声を持っている方がいらっしゃるのですが，一緒だと自分と比べてしまうようで「歌いにくい」とおっしゃたり，自分一人で歌いたいというようなことをおっしゃったりすることがありました。周りと比べて不安になったり，自分を卑下するような発言がないよ

<症例> レビー小体型認知症（DLB）の女性患者（76歳，右利き）

うに，配慮していかなければいけないと感じています。
Ｄｒ：Ｕさんは，デイサービスもなかなか利用したがらないけれども，音楽療法がいわゆる外と繋がっている，定期的に出かけていっていろんな人と交わってっていう，唯一の場になっていますね。それがあるとなしでは大違いだし，そうやって繋がり続けられている場を提供できているっていうことにおいて，音楽療法の１つめの意義が十分にあります。来て単にその時間，療法士さんが提示してくれることをこなすっていうことだけではなくて，他の患者さんに配慮したり，逆に一緒に歌っているときに一人がいい，あるいは一緒がいいみたいなことをご自身で気づかれておっしゃったりという，そういう社会性を発揮したり自己主張の場にもなっているということは大きいです。
ＲＡ：音楽療法のときに無為がよくなる理由・その機序について，どう考えますか？
ＭＴＡ：まず，ご本人が歌が好きで，活動に興味を持てたことが理由だと考えられます。
Ｄｒ：さらに，Ｕさんはもともとはわりと外向的な方でしょう？
ＭＴＡ：はい。
Ｄｒ：もともとは，元気でおしゃれで，外向的な方ですね。だから，ある意味，音楽療法に来られているときのお姿が本来のＵさんのお姿に近いのではないかな，と思います。だから，本来この方の持っている性格，持っているものを引き出す場として今，音楽療法が機能しているとも言えます。逆に言うと普段，お家の中で何か触媒みたいにうまくはまるようなものがあれば，週１回の音楽療法の場だけではなく，家でも無為が改善されるというか，この方の本来のお姿が家でも自然に出てきやすくなると思います。では，家で何がってなってくると，お一人住まいだし，なかなか難しいところです。お友達とかもあまりいないのですか？
ＭＴＡ：やりとりがあるとは聞いていません。
Ｄｒ：これまでの要点をまとめましょう。経過から言うと，平成19年に物忘れが最初のきっかけにだけれども，物忘れに関してはまったく進んでない。BPSDすなわち妄想とか幻覚に関しては平成22年ぐらいから見られるよ

うになって，残念ながら消失していない。もちろんその時々で，凸凹はあるけれども，この4年間で少なくともどんどん強くなっていってはいない。身体所見に関しては，その時々の体調とかで血圧が上がったりということはあるけれども，神経症状がどんどん悪化してくるということもない。だから，音楽療法が始まって1年あまりの間，Uさん自身のご状況としては大きく変わっていない。むしろ，次女さんのほうが少し息切れ気味。この1年2年という間でかなりストレスが溜まってしんどくなってきている。そしてそれがめぐりめぐって患者さんに反映され，症状にも影響してくる。つまり，次女さんへのアプローチとケアが大事になってくる。グループホームは検討されていませんか？　デイサービスでも嫌がるぐらいだから，してないかな。

ＳＷ：現時点では，施設入所などの話は出てきていません。デイサービス利用についても「人の中に入るのが苦手」とご本人は言っておられますが，私はそれが理由ではない気がします。Uさんは音楽療法中には毎回，いろんな方に声をかけていらっしゃいます。人との関わりを持ちたいというふうにも見えます。Uさんが音楽療法に参加されるその横で，音楽療法のスタッフが次女さんの支えに慣れて，私たちのような相談機関とも繋がり，気心が知れた他の患者様のご家族とも繋がっている，そのことが支えになっていけばと思います。

　音楽療法中では患者様の元気な姿があり，よい刺激になっているのを実感するとともに，ご家族の表情の変化を感じています。いつだったか，一緒に歌ってくださったあのご家族たちの表情が忘れられません。患者様にはもちろんですが，家族の方にも音楽療法は有効だと感じています。

Ｄｒ：今の話は大切です。音楽療法が，患者さんにとって本来のご自身に近い状況をつくり出す環境を与えているっていうことと，家族の人にも本来の患者さんの姿を見られることによってあるときは安心し，あるときは勇気づけられ，ご家族にとってもそれがすごく支えになっている。だから，気をつけないといけないのは，家で無為になっているのを,「音楽療法ではあれだけできるんだから，家でそうやっているのはさぼっているのでしょう」みたいな感じになっちゃうと悪循環に入ってしまう。む

〈症例〉　レビー小体型認知症（DLB）の女性患者（76歳，右利き）

しろ，音楽療法のときにそういった状況がつくれているっていうプラスの意義を，ご家族の方にご理解していただいて，「あそこであれだけできるの，スゴイね」みたいに，患者さんについてそういう見方をしてもらえるといいですね。

MT B：音楽療法を受ける前後で患者様とご家族の距離感に変化が見られたりすることはありますか？

MT A：Uさんに関しては，入ってこられるときはUさんお一人で，あとから次女さんが入ってこられて，座るときにも1つ椅子を空けて座っていて，お二人が会話することもないのですが，終わってからは「どうだった？」とか言いながら帰りの支度の手伝いをして，一緒に並んで帰られます。行きと帰りでそこが変化なのかなと感じています。他に参加されている方も，「楽しかった」って言ってからお帰りになるので，「音楽療法に参加した」ことは忘れてしまっても，何か心の中には残っているのかなという印象はあります。

Ｄｒ：記憶が障害されるというアルツハイマー病の人たちも，情動の記憶は残りますから。そのイベントとして何月何日の何曜日，何時からどこそこで，これをやったことが楽しかったっていうことのうち，イベントの部分は全部抜けても，なんか楽しい経験をしたということ自体は残っています。

MT B：今回のこのケースに限らず，音楽療法士としてのAさんのご意見をおうかがいしたいです。グループセッションのプログラムをつくるときのポイントがあれば，教えていただきたいです。

MT A：まず1点目に，大きな枠組みは変えずにやることが，認知症のセッションでは大事かなと私は思います。変えることで刺激を得るということも大事だとは思いますが，決まった時間に決まったことをやるということの安心感を提供したいと思っています。2点目に，基本的にあのプロトコルの導入・展開・曲の場所っていうのは，1年間替えずにやっています。プロトコルの中でやっている活動，例えばパートナーソングであるとか，時々トーンチャイムの合奏なども取り入れますが，その人の症状や，状態に応じて，やることのレベルを変えています。どんな方でも楽

しめるようにすることは，音楽療法をやる上で一番気をつけなければならないことだと思っています。例えばトーンチャイム和音の合奏をする場合，ド・ミ・ソを担当する人とソ・シ・レを担当する人をそれぞれつくるとします。指示の理解がなく，すべてのタイミングでトーンチャイムを鳴らす方に関しては，どちらの和音にも当てはまる「ソ」の音を担当していただき，曲の中では気にならないようにするなどの工夫をしています。Uさんのように周りのことが見えていて，指示もご理解くださり，高いレベルでの参加ができる方に関しては，2本担当していただいたり，その2本も同じ和音の音ではなく，それぞれの和音に含まれる音をやっていただくというふうに，少しレベルの高い活動をしてもらうことによって，ほどよい緊張感であったり，楽しいと感じてもらえればと思っています。

プログラムには直接関係ありませんが，認知症の患者さまとの音楽療法では，自分自身よりも年齢の高い方が対象となります。多くの人生経験を積まれ，働き，子供を育て，今日まで生活してきた方に対し，私たちは常に尊敬の気持ちを持って接することが大事だと思います。私自身，患者様から教えていただくことは非常に多いです。

Ｄｒ：最後のまとめに入りましょう。Uさんの最初の目的であげた一番目がBPSD，特に幻覚・妄想といった陽性症状を抑えられないか。二番目が，無為・意欲低下といったものをアップできないか。三番目が，お一人で家の中に閉じこもり気味の生活だから，音楽療法で身体運動の機会を与えようということの3つでした。まず，二番目の無為・意欲低下に関しては，少なくとも音楽療法に来ている時間帯はそういったご様子はまったく見られない。そして，ご自宅でのご様子は，無為という状況からそれほど大きく変わってはいない。けれども，その中で週1回，1時間の音楽療法だけは，ご本人さんも積極的に取り組まれて，自らの思いっていうのをご自分でおっしゃったり，こうしたい，ああしたいと希望を述べられたりする。音楽療法のこの時間っていうのは，ある意味で言うと成功している点です。

それから，身体運動に関しては，もちろん1時間の中のごく一部の時間

〈症例〉　レビー小体型認知症（DLB）の女性患者（76歳，右利き）

だけの運動だから量としては少ないけれども，普段はずっと家に閉じこもっている方が，週に1回は外出して出てこられるっていう，その作業自体も身体運動になります。つまり音楽療法をきっかけとして，人と人の繋がりをとおして運動の機会を与えているということになります。

BPSDの陽性症状に関しては，少なくとも悪くはなっていない。ただ，これはいろんな要因が加わることで，このクリニカル・カンファレンスから浮かび上がってきたのは，ご本人様へのアプローチももちろん大切なんだけれども，それと同時にご家族の思いと疲労感，Uさんの次女さんの場合だと無力感みたいなものも含めて，そういうものをいかにうまく吐き出させるか。あるいは「こうしないといけない」っていうふうにご家族が思ってらっしゃる点を，「いや，そうできればいいけど，必ずしもそうできなくても，それはそれでいいのよ」というふうに，肩の力を抜けるような状況に持っていくかということが大事なんだなっていうことです。そういう意味で，音楽療法の場で患者さんがされてる姿をご家族が見て，それで本来の患者さんの姿に近い姿を見て安心したり勇気づけられたりという，貴重な時間を与えていると思いますね。だから，デイサービスなどで患者さんが連れられてきて，ご家族は家で「いってらっしゃーい」という，それはそれで悪くはないけど，それとは違って患者さんとご家族が同じ時間をそこで共有しているというのは意味のあることだなと，今回感じました。

カンファレンスをとおして，普段はうかがい知れないこともいろいろ理解することができました。今日の結果は，Uさんとご家族にきっと役に立つと思います。これからも定期的に，それぞれの患者さんについて，多職種が集まってのカンファレンスを行いたいと思います。

▶その後の対応

その後も週1回1時間，音楽療法に継続して通っている。認知機能に変化はなく，BPSDの悪化もない。また，次女の精神状態も少しずつ落ち着いてきている。

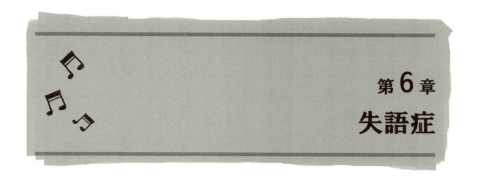

第6章
失語症

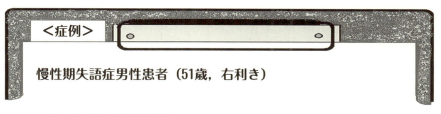

＜症例＞

慢性期失語症男性患者（51歳，右利き）

（1）神経・神経心理学的所見

- ▶ 神経学的所見：右片麻痺
- ▶ 神経心理学的所見：失語症（喚語困難，なぞり読み，錯語）
- ▶ 内服薬：バルサルタン（デイオバン錠80mg 1 T），ロスバスタチン（クレストール錠2.5mg1T），フェブキソスタット（フェブリク錠20mg0.5T）

　X年3月，自宅で倒れ，右片麻痺と失語を認めました。相手の話していることはわかりますが，言葉はまったく出ませんでした。その後失語は改善し，動詞は比較的話せるため，自分の言いたいことはある程度伝えることができますが，名詞が出にくいという症状があります。X＋3年4月に，メロディック・イントネーション・セラピー（MIT）訓練目的で入院しました。

（2）音楽療法の目的と経過

　慢性期失語症の患者に対し，MITを行い，言語機能の変化を評価する。

（3）音楽療法のプログラムの概要

入院の上，MITを1日45分間，連続9日間行った。

? セッションでの問題点と疑問点

・発症後数年経過し，症状が固定した失語症患者にMITは有効であるか？
・日本語においても，原法である英語と同様の効果が得られるだろうか？

ディスカッション

医　師（以下，Ｄｒ）：今日のテーマは，慢性期失語症患者に対する音楽を用いた言語訓練です。紹介する方法は，メロディック・イントネーション・セラピー（Melodic Intonation Therapy），略してMITという方法です。まずそれについて言語聴覚士さんから簡単に説明してください。

言語聴覚士（以下，ＳＴ）：MITは，1973年にAlbertらによって開発された失語訓練法です。通常の言語訓練では，言語学的要素，例えば音素，音韻，意味，文法などを用いますが，MITでは，非言語学的要素であるメロディ，リズム，ストレスを用います。1976年のSparksらの手順によると，MITは大きく4つのレベルからなり，その下にさらに細かいステップが設けられていて，徐々に目標に到達できるように構成されています。日本語の特徴に基づいて改訂したものに，1983年の関らによるMIT日本語版があり，日本語版においても，MITが有用であることが認められています。

Ｄｒ：具体的な方法，課題文の例については，別紙でお示しします（p.75，76参照）。欧米では広く用いられていますが，日本ではごく限られた施設でしか使われていません。有効性についても，日本語版での系統的な評価はこれからです。

＜症例＞　慢性期失語症男性患者（51歳，右利き）

では，実際の症例に移りましょう．患者紹介をお願いします．
ＳＴ：51歳，右利き・男性．既往歴は，中学生のころに左失明，47歳のときに痛風があります．現病歴は，Ｘ年３月，自宅で倒れ，Ａ病院に救急搬送されました．脳出血の診断で，右片麻痺と失語を認めました．相手の話していることはわかりますが，言葉はまったく出ませんでした．１か月間入院し，Ｂ病院に転院，40日間リハビリ入院をされました．退院後，Ａ病院外来での言語訓練を週１回受けています．右上肢は完全麻痺のままですが，右下肢は，装具使用で独歩が可能．失語は改善し，動詞は比較的話せるため，自分の言いたいことはある程度伝えることができますが，名詞が出にくいという症状があります．Ｘ＋３年４月に，MIT訓練目的で入院されました．
Ｄｒ：補足しますと，奥様が非常に熱心な方で，いろいろな訓練法を奥様が自分で調べてきて，それを逆に言語聴覚士に「こういったのはどうでしょうか」と提案をされたりします．非常に訓練に対して熱心なご夫婦，患者様と奥様です．

画像所見を示します（図6-1）．

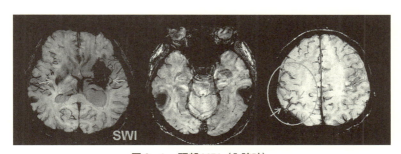

図6-1　頭部MRI（入院時）
左被殻に既知の陳旧性出血．陳旧性出血部は左前頭葉〜視床に及んでいる．
右被殻にも陳旧性出血がある．右側頭葉皮質下白質に微小出血がある．
右前頭葉・頭頂葉の脳表には脳表へモジデリン沈着と思われる低信号域があり，陳旧性くも膜下出血と思われる．

入院時の頭部MRIで，左の被殻に陳旧性の脳出血があります．出血は左の前頭葉から視床にまで及んでいて，対側の右の被殻にも，陳旧性の小さな出血があります．そのほか，右側頭葉の皮質下白質に微小出血が

認められます。Susceptibility Weighted Imaging（SWI）では，脳表へモジデリン沈着も認められます。まとめますと，高血圧性の脳出血がメインであることは間違いないけれども，ベースに小血管病が存在するという所見です。内服薬は，降圧薬や脂質代謝異常治療薬などが複数含まれています。神経学的所見は，右の片麻痺で，上肢は完全麻痺です。下肢については装具をつけて独歩が可能。日常生活はおおむねお一人でできるという状況です。神経心理学的な訴えは，失語に限局されます。
　次に，神経心理学的検査の結果について，お願いします。

ＳＴ：神経心理学的検査は，以下のような結果でした。

> 【神経心理学的検査】
> ● RCPM：32/36　所要時間：3 分59秒　＊年齢平均：34.2±2.127
> ● ベントン視覚記銘検査：
> 　　　・施行 A　正答数：9/10（年齢平均：7）誤謬数：2
> 　　　・施行 B　正答数：6/10（年齢平均：6）誤謬数：6
> ● 模　写：ネッカー立方体 3/3
> ● TMT-A：137秒（50歳代平均：119.6±44.5）※誤り 1 回（21を飛ばして20と22を結ぶ）
> ● TMT-B：332秒（50歳代平均：158.1±53.6）※誤り 1 回（「こ」を「け」と誤る）
>
> ※ TMT-B の数字はスムーズに選択可能で，仮名の選択時に時間を要していたため，時間の延長は失語症の影響が考えられる。よって明らかな前頭葉機能の異常は認められない。
> 　⇒　知的機能，記憶，構成，前頭葉機能は保たれている。

　知的機能の検査のレーヴン色彩マトリックス検査と，記憶検査のベントン視覚記銘検査，構成の検査としてネッカー立方体の模写，前頭葉機能検査として Trail Making Test（TMT）-A と TMT-B を実施しました。TMT-B で施行時間が延長していましたが，その理由として，数字はスムーズに選択が可能でしたが，仮名の選択に時間を要していたことから，失語症の影響が考えられます。以上より，知的機能，記憶，構成，前頭葉機能は保たれていると判断しました。

Ｄｒ：この患者様に対し，入院の上，MIT を行いました。実際の訓練法につ

＜症例＞　慢性期失語症男性患者（51歳，右利き）

　　　　いて説明してください。
ＳＴ：まず介入の期間です。訓練は１日45分間，連続９日間実施しました。訓練の課題は，患者様の発話能力から見て妥当と思われる，２～４モーラの単語を含む課題文（図6-2）。この課題文は，訓練の経過に伴い，２語文から３語文を作成したものを用いました。この使用した語句というのは，NTTデータベースによる音声単語心像性（イメージのしやすさの尺度）が，８割以上の語を選択しました。検査で用いる語は含まれないようにしました。

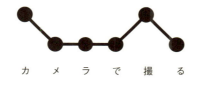
カ　メ　ラ　で　撮　る

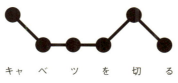
キャ　ベ　ツ　を　切　る

図6-2　訓練で用いた課題文の例

Ｄｒ：訓練に対しては患者様の失語の重症度と，日常生活で必要とすることが多い語などをターゲットにして，訓練の対象語を選んでいます。
ＳＴ：評価は，訓練の前後に，WAB失語症検査を行いました。それから，訓練の終了後に患者様およびご家族様に，言語機能に関するアンケートにお答えいただきました。
Ｄｒ：ここまでが，患者様が実際に入院するまでの病歴と，準備も含めたすべての内容になります。では，経過と結果に移りましょう。言語訓練の経過からお願いします。
ＳＴ：まず初日の１施行目は，単語を用いてMIT日本語版を行い，規準の達成率に達したので，２施行目以降は，２語文を使用しました。MITの７日目より３語文を用いて実施しました。経過に伴って，構音の歪みが

第6章　失語症

　　　改善され，語句がスムーズに発語可能なことが増えました。
Ｄｒ：MITの詳しい方法に関しては，あまりにも煩雑になりますので省略します。評価で行ったWestern Aphasia Battery（WAB）失語症検査の結果について説明してください。
ＳＴ：WAB失語症検査の結果のまとめをご参照ください（図6-3）。▲はMIT前，●はMIT後を示しています。自発話，話し言葉の理解，復唱，呼称の項目においてそれぞれの点数の増加が見られました。言語障害の重症度尺度である，失語指数AQは62.5点から76.5点に改善しました。

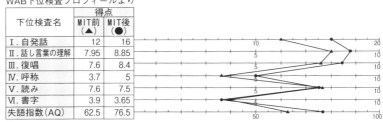

WAB下位検査プロフィールより

下位検査名	得点	
	MIT前（▲）	MIT後（●）
Ⅰ．自発話	12	16
Ⅱ．話し言葉の理解	7.95	8.85
Ⅲ．復唱	7.6	8.4
Ⅳ．呼称	3.7	5
Ⅴ．読み	7.6	7.5
Ⅵ．書字	3.9	3.65
失語指数（AQ）	62.5	76.5

注）1．得点は，各下位検査の合計点を10で割ったものである（ただし，「Ⅱ．話し言葉の理解」は20で割る）。
　　2．AQの算出は下の式による。
　　　　AQ＝（Ⅰ＋Ⅱ＋Ⅲ＋Ⅳ）×2

図6-3　WAB失語症検査の結果のまとめ

Ｄｒ：このプロフィールを見てわかりますように，自発話，話し言葉の理解，復唱，呼称のすべてに改善が見られています。続いてアンケート結果について説明してください。
ＳＴ：アンケートは患者様が退院されてから2週間後に実施しました。このアンケートの内容は，言語機能に関する7つの項目，言葉の多さ，言葉の出やすさ，なめらかさなどについて入院前と退院後の自宅での実生活を比較して変化があったかどうか，患者様およびご家族様にうかがいました。これらの7つの項目すべてにおいて，患者様・ご家族様の両方から，改善したという評価をいただきました。
Ｄｒ：これからわかるのは，入院中のWAB失語症検査だけでなく，退院後の生活全体でも言語機能が改善したということです。これは，訓練の目的

〈症例〉 慢性期失語症男性患者（51歳，右利き）

から見て非常に重要なことです。患者様やご家族にとって，検査室だけで改善が見られてもあまり意味はない。生活場面での改善が見られて初めて，訓練の効果が実感できるのですから。
　ここまでで，何か質問はありますか。

音楽療法士Ａ（以下，ＭＴ Ａ）：ご家族様へのアンケートで，改善したというお答えがあったようなのですが，改善が見られた具体的なエピソード等があれば教えてください。

ＳＴ：ご自宅での生活でどのような変化があったかをご家族におうかがいしたところ，次のようなお話を紹介してくださいました。食事の準備中に，奥様が「塩と醤油とマヨネーズを取って」と患者様に言ったところ，入院前は，3つのうちの1つか2つが取れるかどうかという程度であったのですが，退院後は，3つともきちんと取れるようになったそうです。理解がよくなり，把持力がアップしたということです。患者様自身も，しゃべりやすくなったとおっしゃられていました。

Ｄｒ：少し説明しますと，言葉を理解するときに，失語症が重い方は短い単語も頭の中に残らない。この方はこれまで，2つの単語まではわりと長い時間，頭の中にとどめることができた。けれども3つめになると，必ずしもとどめることができないため，3つめは違うものを持ってきたりしていました。ＭＩＴの訓練後は，3つともきちんと取ってこられるようになったということは，脳の中で言葉を蓄える記憶の容量が増えたことを意味します。このような言葉の記憶力のことを，把持力と言います。把持力は，普段の日常会話でも無意識に使っている能力で，これがあるから長い会話の最初と最後のつながりというのを，われわれは理解でき，会話が成立するのです。この把持力がよくなったというのが，この患者様の場合には特徴的です。

ＳＴ：さらに，患者様が話しやすくなったというエピソードとして，入院前はお孫さんが出題するクイズになかなか答えられなかったそうですが，退院されてからはクイズをスムーズに答えられるようになったとのことです。入院前よりもお孫さんと遊ぶ時間が長くなったとおっしゃられていました。

Ｄｒ：それも重要なエピソードです。ここまでのことを総括しますと，MITはもともと英語で開発された方法で，運動性失語に対して効果があるとされてきました。この患者様は，分類すると超皮質性運動性失語になると思いますが，その発話障害に対して，MIT日本語版を用いても原法と同様の効果が得られました。しかも，検査場面だけではなく，日常生活場面でも，その効果が見られました。さらに，特記すべきこととしては，少なくともこの患者様の場合には，理解に関してもよい結果が得られています。では，なぜこのような効果が得られたか等について，言語聴覚士さんの考えを説明してください。

ＳＴ：今回実施したWAB失語症検査において，自発話，復唱，呼称の点数の増加が見られ，これはMITによって発話のストラテジーの獲得が促進されたと考えられます。また，MITでは主に表出面へのアプローチを行っていますが，この検査の項目の中の，話し言葉の理解の得点の増加が見られました。このことは，MITによって聴覚的な把持力も向上したと考えられます。また，アンケートの結果から，失語症の当事者である患者様およびご家族様が，訓練効果を実感されているということから，MITによる訓練の効果が，日常生活においても見られたと考えられます。

Ｄｒ：MITが，一般に行われる言語訓練と決定的に違う点は，通常の言語訓練というのは，いわばボトムアップ式です。つまり，それぞれの単語の発話を練習する，それが言えるようになったら次の言葉を練習するというかたちで，ひとつひとつ訓練効果を積み上げていく，全体に底上げしていくというのが，通常の言語訓練です。一方，MITというのは，トップダウン式です。発話に関しての脳の中でのアプローチの仕方を訓練しようという方法です。言い換えると，訓練によって発話全体の新しい仕組みを患者自身が脳の中に作り上げるということです。脳内機序に関しては，まだ明らかにはなっていませんが，通常の言語訓練が言語学的な要素を手がかりにして改善を図るのに対して，MITは非言語学的な要素すなわちメロディやリズム，ストレスを手がかりにして改善を図るという点が異なります。おそらくは言語的・非言語的の両方の訓練が失語の改善には必要だと思います。

＜症例＞　慢性期失語症男性患者（51歳，右利き）

すべてを総括したところで，全体を通して質問をお願いします。
音楽療法士 B（以下，MT B）：今回は MIT を用いましたが，MIT 以外に，言語聴覚士さんが用いる通常のリハビリの方法はありますか？　今回は慢性期の失語症の患者さんに限定して MIT を行いましたが，言語聴覚士さんが通常用いるリハビリ方法を使ったときに，どの程度の効果が期待できるのでしょうか？
ＳＴ：まず，通常の言語訓練の方法に関しては，患者様の症状にもよりますが，今回のような表出面に対するアプローチとしては，絵カードを用いた呼称訓練がよく行われています。絵カードに何が描かれているかを言ってもらい，答えられない場合はその名前の始めの1文字目をヒントとして提示したり，どんなものかという意味ヒントを提示します。それでも言えない場合は，言語聴覚士が答えを言ってそれを真似して言ってもらうという訓練方法です。そのほかには，絵カードを並べて，言語聴覚士が言った絵を指差しで答えてもらう聴覚理解の訓練や，読みの訓練，書字の訓練などがあります。慢性期の失語症訓練の効果は，昨今検討が行われています。失語症状の回復について，2012年の中川らの報告によると，「損傷部位や発症年齢によって経過は大きく異なるが，少なくとも6ヶ月以上の長期にわたって回復を認める症例が多い」とされ，2012年の草野らの報告では，「慢性期の失語症患者に対しても，その時点の言語機能の評価に基づいた集中的な介入を行うことによって，言語機能や日常コミュニケーション能力に改善が得られることが示唆された」と述べられています。慢性期の失語症に対する言語訓練では，機能改善ということについて大きな期待はできないと言われていましたが，近年，慢性期の言語訓練の重要性が言われてきています。
研究員（以下，RA）：今回の方は，WAB の失語指数だけでなく自宅での実生活においても，よくなったということでした。失語症にはいろいろタイプがあると思うのですが，そのすべてのタイプの方に MIT は効果があるというように言われているのですか。それともやはり，あるタイプの方に対して有効ということなのでしょうか。
ＳＴ：先行研究では，非流暢性の失語，運動性失語や超皮質性運動性失語に，

　　　　効果があると言われています。日本語版 MIT は，日本語の特徴に基づいて改訂されており，開発された英語圏における MIT とは用いる要素が若干異なるため，今後，ほかの失語タイプにも効果があるかということを検証していきたいと思っています。
Ｄｒ：英語でつくられた方法なので，言語構造がまったく違う日本語でも英語とまったく同じ対象症状が適応になっていくのか，あるいは適応が広がるのか，逆に狭まるのかなど，日本語を話す失語症患者様を対象に，MIT 日本語版の有効性をきちっと評価しないといけないと思います。
　　　　では最後に，今後の予定をお願いします。
ＳＴ：退院半年後に，WAB 失語症検査をはじめとする同じ検査を実施し，MIT の長期効果を見ていきたいと思います。
Ｄｒ：この患者様は，退院後も週に 1 回，外来での言語訓練を A 病院で続けられます。MIT により今回改善した能力が，ずっと続くのか，今後半年ごとぐらいに評価を繰り返したいと思います。

その後の対応

　退院後も A 病院の外まで週 1 回，通常の言語訓練を受けている。半年後の再評価では，発話がさらに改善してきており，長期にわたる効果がありそうである。

【参考文献】
中川ゆり子・金田純平・林良子ほか　2010　Melodic Intonation Therapy（MIT）日本語版の有効性の検討―音響分析で捉えた発話特徴の変化―言語聴覚研究，**7**（3），174-183.
草野みゆき・春原則子・渡辺基ほか　2012　慢性期失語症患者に対する短期集中的リハビリテーションの効果　高次脳機能研究，**32**（4），601-608.

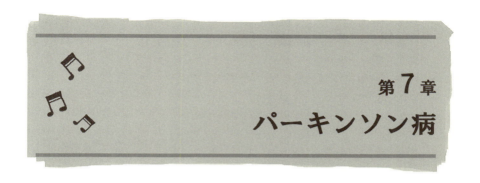

第7章 パーキンソン病

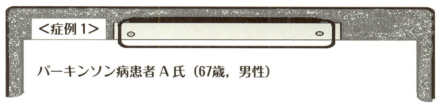

<症例1>

パーキンソン病患者 A 氏（67歳，男性）

（1）医学的診断と所見

▶ 診断名：パーキンソン病（経過約8年）
▶ 所見：仮面様顔貌，左優位のパーキンソニズムに加え，構音障害（小声，早口），歩行障害（すくみ足，突進歩行，小股歩行）が見られる。

　日常生活における問題点は，小声で早口のため家族とコミュニケーションがとりづらいこと，すくみ足や小股歩行のために転倒しやすいことが挙げられる。

（2）音楽療法の目的と経過

　構音障害，歩行障害を，音楽のリズムやメロディを使って改善することを目標とした。小声に対しては体幹や頸部のストレッチ，ボイストレーニングを含めた発声訓練を，早口やすくみ足には楽器や身体を用いてリズム訓練を行っている。
　約2年前から音楽療法を開始，カンファレンスは約20回目のセッション。
　小声に対しては，フレーズを意識して歌唱することで明瞭な声で歌唱することができるようになった。また早口については，歌唱しながら身体の一部でリズムを刻んだり，主に振る楽器を用い膝に打ちつけながら鳴らすことで，一定のテン

ポで歌唱できるが，歌詞のみを朗読すると早口に戻ってしまうことが多く見られる。すくみ足については，曲に合わせてまず横に体を揺らし，そのまま片足に体重をかけて歩くと，すくみが出にくいことがわかった。

（3）音楽療法のセッションの概要
　月1回30分の個人セッション。
　スタッフは，セラピスト（Th：音楽療法士），作業療法士（OT），医師（Dr），1名ずつ。以下は，プログラムの概要となる。（2〜4の順番はセッションによって異なる）

1．季節の曲に合わせ，OTによる準備運動（ストレッチ，体操）。
2．楽器活動
　　鈴，マラカス，トーンチャイム，ハンドベルなど，振って音を出す楽器を使用することが多い。内容は，曲に合わせて等拍で鳴らす，決められたリズムで鳴らす，交互奏などを行う。
3．歩行訓練
　　曲に合わせて，休符で呼吸をすることを意識したり，左右に体重を移動して，早くならないように工夫する。
4．歌唱・朗読
　　音の高低やアクセントを身振りをつけて歌唱する。視覚からの刺激（パソコン上にパワーポイントで歌詞を提示）を利用し，フレーズ，息継ぎを意識しながら，歌唱する。使用した曲の歌詞を読む。
5．クールダウン
　　季節感のある楽曲で比較的テンポのゆっくりした曲を歌唱し，最後に深呼吸。

? セッションでの問題点と疑問点
・音楽療法で得られた効果が日常において汎化しにくい。

＜症例１＞　パーキンソン病患者Ａ氏（67歳，男性）

 ## ディスカッション
（音楽療法のビデオを供覧しながら）

――評価項目について――

音楽療法士Ａ（セラピスト，以下，ＭＴ Ａ）：それではビデオを見る前に，毎回評価している歩行時間と発声持続時間，そのあたりの説明を作業療法士さんからお願いします。

作業療法士（以下，ＯＴ）：息を吸った後に，声を長く出していただき秒数を計っています。3 回のうち，一番長いのを最長発声時間とします。これは音楽療法の前後で評価しています。歩行は Timed up and go test（歩行能力，動的バランス，敏捷性などを総合した機能的移動能力を評価するテスト）で 3 メートル往復していただいています。こちらは秒数と歩数を計っています。

ＭＴ Ａ：ここからはビデオを見ながら，説明していきたいと思います。
まず最長発声時間を計っています。このときの声を覚えておいてください。

（ビデオ視聴中）

ＯＴ：次に Timed up and go test，自然に歩いていただくと11.06秒，16歩でした。次に96のメトロノームを聞いていただきながら，歩いていただきます。こちらが11.91秒，20歩です。

医師（以下，Ｄｒ）：メトロノームを使うとどうなりますか？

ＯＴ：少し歩行がゆっくりになったということと，歩数が増えています。

――準備運動――

ＭＴ Ａ：『花』の曲に合わせて体操をするところです。
（右肘と左膝をつける運動のところで）右手と左膝はよいのですが，左手と右膝のときのほうがやりにくいように思うのですが…。

Ｄｒ：この方のパーキンソン症状は左が悪く，左に傾くのでやりにくいので

しょう。でも，座っていてもバランスを崩して椅子から落ちるほどではないようなので，姿勢の訓練になるかもしれない。
MT A：そうですね。
ＯＴ：ここで手の動き，バランスを目的として練習しています。体が前かがみになっているので体を起こすストレッチを取り入れてみました。続いて「パタカラ」(「パ」「タ」「カ」「ラ」と発音して口周囲の筋肉をトレーニングする)で口の動きの練習をしています。

（ビデオ：日常会話をしているところ，ほとんど聞き取れない）

MT A：（ビデオを）止めて，まず普通に話題を提供して，最初の発話の明瞭度などを見ます。普通にしゃべるとどんな感じで話されるのか，ということです。では（ビデオを）続けてください。
Ｄｒ：この方の言語の特徴は？
MT A：気息性（すーすーと息もれする声）になりますね。ジェスチャーを加えながらお話をされる。

――楽器活動――
MT A：まず，トーンチャイムを使って楽器活動をします。リズムを，今回は単なる拍打ちではなく，リズムを決めました。二分音符2つ，四分音符3つ，四分休符1つ。ターアー，ターアー，タンタンタン（ウン），というリズムを打ってくださいと指示しました。
Ｄｒ：トーンチャイムを使った理由は？
MT A：「ターアー」という二分音符の場合に響きが持続したほうがいいと思って，トーンチャイムを使いました。
Ｄｒ：パーキンソン病の方ではトーンチャイムなど手首を使う動作がやりにくい方もいらっしゃるけれど，この方はわりあい手の動きがいい。こういう方では，トーンチャイムはある程度重みもあって，ちょうど訓練によいという感じです。

<症例1> パーキンソン病患者A氏（67歳，男性）

（ビデオ：『うれしいひなまつり』に合わせてトーンチャイム活動しているところ）

MT A：全体に，やはり加速する傾向です。そこで，OTを見ながら視覚からも指示を入れるということで，お互いに見ながらやってもらいます。でも2つめの二分音符は少し速くなります。そこで，リズムを分担したらどうなるか，ということを試しにやっています。最初に前半をOTが，後半をAさんにお願いしてあります。

Dr：これだといいですね。どうしてだろう。

MT A：これはいいです。
　　　今度は逆（前半をAさん，後半をOT）をやります。これもほぼできてます。

Dr：でも，続けていくと速くなってしまいます。なんか，注意が持続しない…。

MT A：もう一度最初にやったリズムで，全部，鳴らすということをやっています。

Dr：最初よりはいいですね。練習の効果が出ている。

MT A：でもちょっと，私の伴奏を速くしているので…。

Dr：このときは速くなっていることに気づき，OTを途中から見るようになっています。

MT A：ここで，自分で歌いながら，リズムを鳴らしていただきます。このほうが，3拍目が速くなうないようです。

Dr：歌いながらだから速くならないのでしょうか？　伴奏があるから速くならないのでしょうか？

MT A：自分で歌っているからだと思うんですが。（ビデオを）止めてください。私は後半の「ターアー，ターアー，タンタンタンウン」のウンの四分休符のところが，十分休めているか休めていないかで，どんどん加速していくのかなと思って，この休符，歌だと，「明かりをつけましょ，ボンボリにー」と伸ばすことができるから，最後の4拍目まできちんと意識ができて，また1拍目に戻れるんですけど，それが4拍目が，ここだと何も聞こえてこないわけです。そうすると，次の1拍目が少し気持ちで

焦って入ることによって，加速が増すのかなと思い，次は4拍目のところで，「息を吸ってください」と指示をしてあります。

（ビデオ視聴中）

Ｄｒ：速くなり始めると，もうドンドン速くなっちゃう。どこかでリセットする？
ＭＴ Ａ：はい。歌が入ると，それが1フレーズずつリセットできるので，速くならない。
休符を意識する，音のないところを意識する，ということをやっています。

（ビデオ：休符のところで息継ぎを意識する歌い方で）

Ｄｒ：このほうが全部いいですね。トーンチャイムが速くならない。
ＭＴ Ａ：そうですね。動作が一致するので…。
Ｄｒ：大きく振ったほうがよいと思います。
音楽療法士Ｂ（セッションには参加していない，以下，ＭＴ Ｂ）：二分音符の後，普通，タンタンタンの前も普通は速く打ってしまうと思うんですけど，本当は二分音符で，ターアーなんだけれども，今やっているのは，ターア，そこで1回，自分の中で八分休符があるので速くならずにすむ，ということになっているんじゃないかと思うんです。
ＭＴ Ａ：理学療法士さんからはどうです？　何か歩行と共通することとかありますか？
理学療法士（以下，ＰＴ）：歌いながらのほうが歩きやすいですよ。リズムをとりながら，というのはいい。
Ｄｒ：歌いながら歩くことは，自分の生活の中でもできます。
ＭＴ Ａ：歩行でもやはり，Ａさんの場合，速くなるとドンドン加速します？
ＰＴ：加速することもありますが，後方突進も結構強い。前方突進は，ご自宅の中では，やはりあるみたいですけど。
ＭＴ Ａ：トーンチャイムを使うことで，とにかく，ワンフレーズずつ動作とか姿勢をリセットできるっていうことで，この場合はわりとうまくいったん

＜症例1＞　パーキンソン病患者A氏（67歳，男性）

じゃないかと思います。
Ｄｒ：では歩行訓練のときに（リセットとして）呼吸を入れるとか，後ろに反るとか，そういうのもありですね。
ＰＴ：ただ，同時に2つのことをするということが難しいので，呼吸して伸展しながら歩けるかというと，この方はうまくできない。いったん止まって力を抜いて，すくみを改善させるということはできるんですけども，呼吸と一緒というのは，ちょっと難しい。止まったときはそれが有効なんですが。

――歩行訓練――
MT A：このあと，『きらきら星』を使って歩行，8拍目に息を吸って，というのをやります。
ＰＴ：それいいと思います。
MT A：最初はうまくできなくって，でも何回か練習してるうちに。だから，これはもしかすると，伴奏無しでアカペラで自分の速度に合わせたほうがよかったかな，と。
Ｄｒ：そうですね。ターンの速度やどこで息継ぎをするとか，伴奏に合わせるとかえって難しい。
ＰＴ：ターンのところで，息継ぎで間をとる，というのがいいかもしれません。
Ｄｒ：最初だけ伴奏をつけて，あとは自分のテンポで歩いていただくのもいいかも。
ＰＴ：1拍が長いと，その分だけ体重がそれぞれの足にかかる時間が長いので，左右の重心移動がうまくできているという証拠なんです。side by sideの重心になるので，前にすくまない。
Ｄｒ：体重を乗せる足が症状の良いほうか悪いほうかで変わってきますね。この人は左側が悪いほうなんだけど。
ＰＴ：やっぱり左の悪いほうには体重が乗らないですね。
Ｄｒ：じゃあ，右の良いほうにしっかり乗せる，無意識にそうなってるみたいです。
MT A：そうですね。なってます。右に。

PT：いいほうに体重が乗れば，つま先がひっかかることもありません。
MTA：そうするとやっぱり8拍目まできちんとある楽曲のほうがいいですか。
PT：どうでしょうか。たぶんそうだと思います。
MTA：これだと7拍目で音は止まるけど。
PT：練習すれば，8拍目を休むっていうのが，いい刺激になると思う。意識下に上ったほうが本人は動作がしやすいと思う。
MTA：連続するよりね。
PT：最初はすくんじゃうけど，そこを越えて一歩が出たらいいと思います。

――歌唱・朗読――
MTA：では，（ビデオ）ちょっと進めていただいて。今度は歌唱のところにいきます。この日は『箱根八里』を使って，パワーポイント上にワンクリックで1行に1個の，歌詞が出てくるようにつくってあります。ただどうしても読んでといっても歌ってしまわれるので，ちょっとあまりうまくいっていません。
Dr：歌詞を読むって歌になっちゃうんです。Aさん特にそういう傾向があります。
MTA：うーん。ただ最初の普段の会話のときよりは，明瞭度が高い。

（ビデオ：パワーポイント上でクリックして1行ずつ歌詞を出しながら読んでいる場面）

Dr：すごくいいと思います。クリックするタイミングが上手になられました。
MTA：今のは読んでいただくだけでしたが，次はこの操作を歌うということに使っています。（ビデオ）進めてください。
　　　音程もよくなられました。
Dr：ちゃんと自分で予期して，歌い出す直前に歌詞が出るように上手にクリックしてるっていう感じです。
MTA：そうですね。
Dr：Aさんは，クリックする動作ができるからいいですが，同じパーキンソン病でも，これが難しい人もいると思います。

＜症例1＞　パーキンソン病患者A氏（67歳，男性）

MTA：今度は歌詞を最初から全部画面に出しておいて歌っていただくと，どんどん速くなります。
Dr：そうですね。
PT：著明に違いますね。
Dr：どんどん明瞭度も悪くなって。
MTA：今度は「1つの単語の下に空白があるので，そこに視線を動かしてから次の行にいって話してください」と指示しています。ここでペーシングボード（違った色でいくつかのスロットに区切られた板で，1区画を指で指しながらモーラや文節単位にゆっくり発話させ，発話明瞭度を高める）も使っています。
Dr：これでもだんだん速くなります。ペーシングボードを7つのうち2つのスロットしか使わない。
PT：発話の重症度が高くなってきたら，ペーシングボードは1モーラで区切るんですって。
MTA：今度は私がペーシングボードを指しながら，言っていただきます。
Dr：（そのほうが）まだいいですね。
MTA：そうなんです。だからAさんの場合はもう1つ何かがあると，視覚刺激であったりとか聴覚刺激であったりとか。
PT：ですね。
MTA：自分で何かやるとどんどん速くなっちゃう。ただ，ペーシングボードとパソコンのクリックを比較すると，ペーシングボードを使っているときには，視線をまずパソコンに視線をおいてからこっち（ペーシングボード）を指さなくてはと，視線の移動があるのでやはりうまくいかないんですね。今度，私が（ペーシングボードを）指してるときはパソコン画面だけを見てもらうので，（ペーシングボードは）何となく視界に入る程度なのでいいのかな。やっぱりペーシングボードを何かを読むときに使うっていうのは視線の移動が難しいかなと思う。
PT：そうかもしれません。ペーシングボードはなぞるっていう使い方もある。
MTA：こういうふうに，縦に（なぞる）。
PT：時間をよりかけることになります。

Ｄｒ：この場合は，スロットの間を触ることで解決してます。
ＰＴ：それは先生がそうやったらと勧めた？
ＭＴ Ａ：そうです，そうです。
ＰＴ：すばらしい。
ＭＴ Ａ：こういうふうにちょっと間を意識すると，速くなっていかない。Ａさんの場合は，単語の下に空白があるんですけど，そこを意識するとか，要するに単語と単語の間を意識するかしないかでそのことは改善できる。
Ｄｒ：その空白のリズムはさっきのクリック動作と同じなのね。ちょっと早めにピッて押して。
ＭＴ Ａ：そうですね。うんうんうん。
ＰＴ：すごいな。
Ｄｒ：このほうがきっとＡさんはペーシングボードを使いやすいかな。次にいく前にピッと触って。
ＭＴ Ａ：そうですね。
ＰＴ：理学療法のときも同じことが言えます。
Ｄｒ：練習効果がありそうですね。
ＰＴ：ありそうですね。（スロットの間を）触って休憩していかせるんですね。
ＭＴ Ｂ：ちょっと深呼吸したりとか，１回１回間をとるとか。
ＰＴ：そうですね。それと同じことですね。１回こう触って…ふんふん。
ＭＴ Ａ：行動の切り替えのときに，心理的に焦るってことはないですか。
ＰＴ：あると思います。歩いてるときには転んでしまうって思っちゃうらしくて，そこでワッと焦ることがあるようです。
Ｄｒ：パーキンソン病の方はせっかちだってよく言われます。
ＰＴ：そうなんでしょうね。Ａさん，間をとるということを理学療法で１回やってみたいと思います。
ＭＴ Ａ：はい。ありがとうございます。あとはクールダウンとして『どこかで春が』を歌って，おしまいです。『どこかで春が』は次回の楽器活動で使おうと思っているので，次回の繋がりとしてクールダウンにもってきています。

〈症例1〉　パーキンソン病患者A氏（67歳，男性）

――音楽療法後の評価――

MT A：じゃあ，（ビデオを）深呼吸のところまで進めます。この日は比較的姿勢がよかったです。最後の，最長発声時間を調べます。ちょっと声の明瞭度も聞いてください。

ＰＴ：ぜんぜん違いますね。すごいすごい…。

MT A：でもここから（発声時間は）さらに伸びるので…。

Ｄｒ：音楽療法後は声のトーンが一定になりますね。息の使い方がちょっと変わってくるのかな。

ＰＴ：（声が）クリアですね

MT A：クリアです。声がかすれない。家ではあまり会話をされないそうですが，音楽療法の30分の間（ずっとではないですけど），声を出し続けているので，最後のところで持続時間が長くなるのかなと思ったりもします。

Ｄｒ：姿勢もよくなるようですね。首や肩のあたりがやわらかい感じになりますね。

MT A：何か，姿勢の傾きを計測する方法，ありましたよね。

Ｄｒ：ええ，あります，あります。音楽療法前後での姿勢の計測もいいかもしれません。立位の写真を撮っておきますか。ビデオ画像でも角度測れますね。

MT A：今回のセッションは以上でしたが，何か質問がありましたら？

Ｄｒ：最長発声時間は最初の頃と比べてどうですか？

ＯＴ：一番最初は１年前に測っているんですが，15秒62です。今日は音楽療法前が16.91秒，後が18.9秒でした。

Ｄｒ：この方はそんなに発声時間がもともと短いというわけではないけれど，気息性なんです。音楽療法後で伸びてるということですね。歩行に関してはどうですか？

ＯＴ：２年前が10.84秒，その後は11秒台が多くてちょっと12秒台がある。

Ｄｒ：今日は11秒06，ちょっと落ち着いて歩けるようにはなったのかな？

ＯＴ：そうですね。歩数は，ほぼ16歩であることが多いです。

Ｄｒ：とすると，この方は，３ｍのTimed up and go testでは少し歩行評価

は難しいですね。10メートル歩行で，検討しましょうか。
ＰＴ：今見ていて，家の中で汎化する方法に移行できそうなこともあるじゃないですか。「歌いながら歩いてください」とか。あと，ペーシングボードで訓練して，結局最後にはペーシングボードを使わずにイメージで話せるようになるのがいいです。
ＭＴＡ：ただ何か既成のものを読むときにはそれができても，自分の会話の中でできるかっていうのが大きな課題になると思うので，今度から，例えば自分のプロフィールみたいなものとか，自己紹介みたいなものを，Ａさんに文章にしてきてもらって，家でそれを練習するとか。それと外国人に対する日本語の教科書って，世の中にありますよね，ああいうのってどうなんでしょう。日本語を学ぶみたいな。
　日常会話でペーシングボード使うにはどういう訓練があるのかを言語聴覚士にやっぱり聞かないといけないですね。
ＰＴ：そうですね，理学療法士と音楽療法士のプログラムは違ったとしても，ゴール設定を一緒にして音楽療法と理学療法で生活に汎化していけるような，何かそういうのがいいですよね。
ＭＴＡ：じゃ，逆に今，理学療法での目標というか目的というのはどういうことでしょう？
ＰＴ：ペーシングボードで話をしたり，意外と字がうまく書けないので，字の練習をしたり。あとはすくみ足があるときはいったん強制的に止めてそこからリスタートするときに後ろに軽く１歩引いてから出すっていう条件づけみたいなかたちで。１週間に１回なんで，ご自宅でどのくらいできるかわからないんですが…。代替発声装置は，結構試したんですけど，どれもあまり使えてないんで。
ＭＴＡ：そうです，やっぱり持続はできないですね。
ＰＴ：やっぱり自力で何とか話してほしいんですけど，ペーシングボードは，今お渡ししてやってはいるんですけど。
Ｄｒ：ところで，体幹が硬いです？　この方？
ＰＴ：首は硬いです。肩甲挙筋とかも固い。
Ｄｒ：手足の固縮，振戦はほとんどありません。このような症状には薬が効い

＜症例1＞　パーキンソン病患者A氏（67歳，男性）

ています。
PT：若干前傾姿勢があるので，もしかしたら腹斜筋とかちょっと硬いかもしれません。でも何か同じことですね，理学療法と音楽療法の目標は。すくみを改善して発声と歩行を改善していくことです。
MT A：さっき言ったプロフィールを書いてもらって言うというのと，次回は「春が来た　春が来た　どこに来た」という曲（『春が来た』）を使って「〇〇へ行く」のところを，「遊園地へ行く」「動物園へ行く」などと，Aさんの言葉を歌の中で入れてみる，っていうのをやってみようと思っています。
Dr：Aさんの声はゆっくりしゃべれば小さくなりません。
MT A：そうなんです。
Dr：声が小さいだけというのとはまた違いますね。
MT A：やっぱり明らかにリズム障害です。

――セラピストに望むこと――
PT：音楽療法でこんなことやってほしいなんていうの，ちょっといいですか？
MT A：どうぞどうぞ。
PT：歩くときに左足と右足に体重かけて，こうストロークが長いところは体重をかける時間が長いので，side by sideの重心ができると歩行するときも1歩がゆっくりになって，ターンがうまくなると思います。
MT A：はい，そうなんです。
PT：音楽でそこをわざと体重をかけるように誘導して，こう歌ってるときもそうなって，向きを変えるときにそれでゆっくりターンができるようになると嬉しいんですけど。
Dr：メロディがあれば，体重移動がしやすいかもしれません。
PT：そうです，そうです。
MT A：8分の6拍子はいいですね。
Dr：そうですね。『みかんの花咲く丘』とか。
PT：それ本当に，それができたらたぶん向き変えられます。ターンするとき

も同じペースで左右に体重かけられると，前に突っ込まないんでいいなと思います。
MT A：はい，わかりました。やってみます。
PT：はい。
MT A：あとはよろしいですか？　はい，ありがとうございました。

▶その後の対応

セッションに使用した曲や詩を自宅でも練習するように宿題を出す。

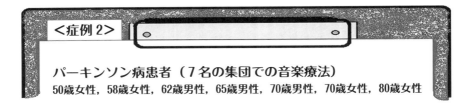

＜症例2＞

パーキンソン病患者（7名の集団での音楽療法）
50歳女性，58歳女性，62歳男性，65歳男性，70歳男性，70歳女性，80歳女性

 ディスカッション

医師（以下，Dr）：では，カンファレンスを始めます。
　いつも，どのような感じで（音楽療法を）始めていますか。
音楽療法士A（以下，MT A）：患者さんに来ていただくと，まずは落ち着いていただくために，その日の気分でチンシャを鳴らしていただきます。
Dr：チンシャっていうのは何ですか。
音楽療法士B（以下，MT B）：チベットの楽器で，もともとは密教の法具ですが，現在では，精神を落ち着かせるヒーリング目的でヨガなどによく使われています。（チーンと鳴らす）すごく共鳴します。
　患者さんが外でちょっとイライラされるようなことがあった日に，そのまま来られても，ここでちょっと落ち着いて会話を始められるようになります。

＜症例２＞　パーキンソン病患者（7名の集団での音楽療法）

Ｄｒ：それはいいですね。時間はだいたい2時間くらいですか。
ＭＴＡ：そうです，いつも。
Ｄｒ：今日はパーキンソン病の患者さんが7人おられました。最初に，（チンシャを）鳴らしてもらうんですね。
ＭＴＡ：その日の気分で好きなように好きな回数，鳴らしていただきます。チンシャの鳴らし方からも，振戦の具合とか，緊張の具合とかも一緒に，今日はどんな感じかなっていうのがアセスメントできたりします。それから，近況報告になります。最近どうだとか，転倒されていないかとか，やっぱり同じ病気の人同士だから言える愚痴とかもすごく多いので。近所の人にパーキンソン病だと伝えているかとか，伝えていないとかの話にもなります。伝えてないから，ちょっと家を出にくい方とかもいらっしゃるので。「いや，私，伝えてから楽になったわ」っておっしゃる方の話を聞いていただいたり。
Ｄｒ：こういう形式で一番最初に始めたのはいつ頃ですか。
ＭＴＡ：去年の11月とか12月だったと思います。1, 2, 3月まで無料でやって，今日で4か月目なんです。
　　　参加費は一人2,000円を患者さんからいただいています。
Ｄｒ：2時間で2,000円。今日は7名の患者さんプラス家族の方が来られたのですね。
ＭＴＡ：家族の方は2組来られています。
Ｄｒ：それで，最初にそのチンシャを使いながら，お互いの自己紹介をするわけですね。初めての方もいらっしゃいますか？
ＭＴＡ：はい。今日は初めての方が一人おられました。だいたい皆さん1回来たら続けて来てくださいます。このあと喫茶店でお茶してから帰られたりとか，皆さん自身が仲良くなっておられるので，「このあとカラオケにみんなを誘おうと思っとってん」て言っておられた方もいらっしゃいました。
Ｄｒ：遠い人は，2時間ぐらいかけて来られる方もおられますね。近い人は20分くらいですか。遠い人が多いですね。
ＭＴＡ：だから来るだけでもリハビリになるといった感じの方もおられます。

Ｄｒ：そうですね。ここで音楽療法をやっているという情報はどこから得られていますか？
ＭＴＡ：パーキンソン病友の会です。
　　　チラシを見て来られた方とか。他の人から聞いたり，他のパーキンソン病の方から紹介されたりして来られます。
Ｄｒ：人づてですね。それで，一応プログラムとしては，そのチンシャで自己紹介をしたあとは何をしますか？
ＭＴＡ：何かしらリズムを感じて体を動かすものと，楽しいものを行います。その都度内容は変えてるんですけど。今日はエッグシェイクの，リズムを感じて横の方に手渡していく「エッグパス」をやりました。
Ｄｒ：エッグシェイクというのは，あのマラカスみたいなもののことですか？
ＭＴＡ：はい。シャカシャカするやつです。
Ｄｒ：あのシャカシャカしたのが，たまごの中に入っていて，それを振るとシャカシャカ音が出る。
ＭＴＡ：はい。同じタイミングで渡していくと，皆さんでリズム感を共有できます。それで，落とさないようにって思うので，皆さんほどよく集中して。そして横の人とか触ったり触れ合ったりしながら，エッグシェイクをパスしていきます。
Ｄｒ：隣の人に渡して，その渡すときは一緒ですか？
ＭＴＡ：そうです。
Ｄｒ：例えば，右手で渡すときは左手で受け取り，隣の人がまた右手で渡す，ということですね。
ＭＴＢ：もらっていくんです。シャカシャカを。
Ｄｒ：そうすると，リズムが作れる。
ＭＴＡ：はい。これで，渡して，持って，渡して，持って，渡して。
Ｄｒ：これだとお互いにリズムが共有できる。
ＭＴＡ：はい。みんなのリズムがそろうと，そのまま歌を加えたりします。
Ｄｒ：それで歌を歌うんですか。
ＭＴＡ：はい。そして，目をつぶってやったりとか，リズムに合わせて足ぶみを加えたりとか，患者さん皆さんの調子を見て，ちょっと難しくしたりし

＜症例2＞　パーキンソン病患者（7名の集団での音楽療法）

ます。
Ｄｒ：エッグシェイクで，リズムをとって。
MTA：はい。楽しくリズムを感じながら歌えるようなものを考えています。
Ｄｒ：何曲くらい歌ったんですか？
MTA：今日は『春の小川』『早春賦』と『春』。3曲です。
Ｄｒ：最初はあまり声が出ていなかったけれど，（最後には）皆さん声を出しておられました。
MTA：そうですね。
Ｄｒ：すごい，皆さん，声をよく出しておられた。皆さんが慣れてきてあまり恥ずかしがらなくなってきたら，一生懸命，声を出せるようになるから，相乗効果があります。皆さんで，集団的にやることの意義ですね。
MTA：はい。
Ｄｒ：そのあとは何をしましたか？
MTA：その後は発声をちょっとしました。巻き舌とか。「マメマメマメマメマー」など，言いづらい子音の発声と声の抑揚練習を組み合わせています。
Ｄｒ：あとは？
MTA：ちょっと練習しないとできないようなもので，家で練習してできるようになりたくなるものを，わざと入れました。
Ｄｒ：口唇を使う発声もですか。
MTA：はい。唇を合わせた状態で息を吐いて，唇を振動させるリップロール「ブルブルブル…」とかも組み込んでいます。
Ｄｒ：それからは，何をしましたか。
MTA：「アーアーアーアーアー」です。母音を使った声の抑揚練習です。最初は簡単なものからやりました。
Ｄｒ：発声練習ですね。その後は何をしましたか？
MTA：その後は，歌唱です。
　　　今日は『高校三年生』と『北国の春』で，リズムを体で感じていただくために足踏みを組み合わせてやりました。
Ｄｒ：足踏みと合わせて，手の振りも。

MTA：シャカシャカシャカシャカしながら。

Ｄｒ：腕振りと，足踏み。足踏みとエッグシェイクでリズムとって，歌を歌っていましたね。

MTA：はい。何か，リズムを感じながら楽しみながらできるデュアルタスク（二重課題）を，意識しています。

Ｄｒ：皆さん上手にできていました。

MTA：はい，できていました。パーキンソン病の方って，デュアルタスクが苦手な方も多いのですけど，難易度がほどよいものを，その都度調整すれば，できるかなと思ってやりました。

Ｄｒ：確かに。皆さん上手にできていました。じっとしてると手の震えてる方とかけっこうおられたけど，こういうときは，ちゃんとできていました。

MTA：歌手の人の話とか思い出話とかを，間にはさみながら，休憩しながらやりました。その次は一人ひとり歩いていただきました。

Ｄｒ：歩行を一人ずつ。1分半ぐらいでした。一人1分半ぐらいだったけど，皆さん，上手に歩けていました。

MTA：今日は特に調子がよかったです。いつも二人は振戦とか何か余分な動きがあって，音に反応が悪い方も今日は比較的よかったです。

Ｄｒ：（他の患者さんが）みんな見てると意識すると，歩行もよくなります。スマートフォンで何かリズムを測っていましたが，あれは何ですか。

MTA：あれは，スマートフォンの中にドクターメトロノームっていうアプリを入れています。

Ｄｒ：そのアプリで，その人の歩行のリズムを作っていくんですか。

MTA：歩く速さを，最初に見ています。ドクターメトロノームを使って，その人の歩調のタッピング，つまり，歩く速さを見てリズムを合わせて，今度は鳴るように設定します。

Ｄｒ：これに曲も乗せられるともっといいですね。

MTA：その方の速さは1分間に120ぐらいが調子よくて合う方と，最初の歩き始めは100とか110とかの方がいます。

Ｄｒ：そうですね。歩行は，リズムを使うともっと促進効果があるので歩きやすくなります。はじめはその人の歩行のリズムで歩かれるのですか。

＜症例２＞　パーキンソン病患者（7名の集団での音楽療法）

MT A：その方のテンポで歩いていただきます。
Ｄｒ：1分間で110だったら110のままですか。
MT A：はい。
　　　で，ちょっと速くしていい方と，速くすると不安定になる方もいるので，その場合は止めて，その場で足踏みしてご自身の安定する自然なテンポに調整してもらいます。120でそれが自然に合う方もいらっしゃいますが，人それぞれです。今日，新しく来られた方は120でした。
Ｄｒ：速かったよね。最初1分間に125ぐらいだったけど。
MT A：はい，そうですね。
Ｄｒ：まぁ，ちょっと下げて120ぐらいで安定させるとか，それはその方に合わせて，安定した歩きっていうのも見ながら，じゃあリズムを合わしていくっていうのはいいですね。
MT A：ここで始めてから，メトロノームを自分でも買われる方もけっこういらっしゃいます。
Ｄｒ：なるほど。
MT A：それで，力が抜けた自然な状態で今のテンポがどれぐらいかをお伝えして，「じゃあ今月それで歩いてみる」っておっしゃってメトロノームのテンポをそれに設定して帰られる方が今増えていってます。
Ｄｒ：メトロノームの機械は何ですか。
MT A：電子メトロノームです。携帯できるタイプのものです。
Ｄｒ：うん，あれいいですね。
MT A：はい。で，Ｃさんは今日もイヤホンをして歩いて来られました。
　　　Ｃさんは一番転けそうだけど，でも一番元気にやっておられます。
　　　外を歩くときは（イヤホンは）危ないからとお話ししています。
Ｄｒ：気をつけて。片方の耳だけだから大丈夫かもしれませんが。それもリズムを使った方法でいいですね。他には，何をしましたか。
MT A：あと最後に，リラクゼーションです。
Ｄｒ：ああ，リラクゼーションでした。
MT A：今日初めてリラクゼーションを入れてみました。パーキンソン病の方って，1回休むと動けなくなる方もけっこうおられるからどうかな，と思

いながらやりました。デュアルタスクとかも入れていますので，疲れるから，リラクゼーションもこれから入れていこうかなと思っています。
Ｄｒ：いいんじゃないでしょうか。場合によっては少しストレッチとか，呼吸とか。入れていくと，よいかもしれません。
MTA：はい。ストレッチと呼吸。
Ｄｒ：何か皆さん継続してやれそうな方たちですよね。
MTA：そうですね，皆さん自分のペースでやっておられます。
Ｄｒ：皆さん，やる気もありますし。
MTA：はい。
Ｄｒ：集団でやるので，今の来ておられる方たちを見ると，わりと同じようなことができる方たちなのでいいですが，この取り組みが広まって，もう少し（症状の）重い方が来られたら，ちょっとメニューを分ける必要は出てくるかもしれません。難易度というか，それに配慮しながら今ぐらいの方たちだったら一緒にできると思います。
MTA：ここ（の会場）がバリアフリーじゃなくて，すごくバリアアリー（有り）なんです。お手洗いも狭くて。今日コロッケを持って来てくださった方は，緊張も強かったり振戦もあったりとかで，その方が一度，お手洗いに入ったときに出られなくなられたんです。あそこは狭いですし。それで，壁にちょっと写真とかを置くようにしてからは，距離感をとれるためか，それがなくなったんです。
Ｄｒ：ここは，玄関から入るときに段差が3つあります。でも歩くスペースはわりとフラットです。
MTA：広いです。
Ｄｒ：ただ，完全なバリアフリーじゃなくそういうバリアがあるところで，いくつか障害物があるところも見ておいたほうがいい。そういう意味では（障害物も）ある程度あったほうがいいです。
MTA：リハビリになるということですね。
Ｄｒ：（全部フラットだと）家の中のことがわからなくなるし，テーブルのところに座ったり，下に座ったり，テーブルを動かしてもらったりするのを見ていると，この方はこういうことまでできる方なんだ，ちゃんと椅

＜症例２＞　パーキンソン病患者（7名の集団での音楽療法）

　　　子を持って動かせる，立ち上がることもできるといういろんな評価につながるので，よいかなと思います。ただ，症状の重い方が来られたときには，気をつけていかないと，本当に転倒があるとよくないので，階段のあるところとか，段差が少しあるところとか，そういうところで気をつけなくちゃいけない点があるかもしれません。だけど，ある程度バリアを作っておくというのは，（先ほど言った）そういう評価に役立つから，そこに気をつけながら見ておくというのは大事です。それと，リズムを使ってデュアルタスクというのはすごくよいし，皆さんわりと上手なのでびっくりしました。はじめは，できないのかなと思って見ていたら，けっこうできるので。また今日おられた患者さん方皆さん，協調性があります。

MT A：そうですね。
Ｄｒ：だからうまくいってるのかもしれないけれど，皆さんで楽しくやっておられます。こちらに来られていたあの（患者さん）の奥さんは，「ああいう幼稚園のお遊戯みたいなのがいいんですよね」っておっしゃっていたから，まぁそういう意識も少しあったのかもしれないけど。参加してる方はすごく楽しそうにやっておられました。協調性ができるというのがもう1つ，良い点です。ただ，できない人がいたときに，そこに対する工夫というのが，今後必要になる可能性もあります。また，発声のときに，すごく声が出ていて，これもびっくりしました。口角を持ち上げるような動きとか，口唇の動きとか，舌の動きも含めてのリハビリもいいです。

MT A：パタカラとかですか？
Ｄｒ：横になって発声訓練したときに，使用したのは何ですか？
MT A：クリスタルボール（振動性，共鳴性の高いヒーリング楽器で，瞑想やヨガの場面で多く活用されている）です。
Ｄｒ：クリスタルボール。
MT A：パーキンソン病の方は，緊張が高いので，体の振動を感じてもらいながらの声出しや，トーニング（母音発声，ハミングなど倍音を感じながら，発声するとき体に響き（振動）を感じること）の際に使います。

Ｄｒ：これはいいですね。共鳴します。それに対して声を出して，「あいうえお」ですね？
ＭＴＡ：そうです。各母音が，それぞれ体のどの部位で振動するか感じてもらっています。力を抜かないと振動が感じられませんから。
Ｄｒ：「あー」っていうときは胸に手を置いてもらって感じてもらい，「い」って言うときは顎のところで，「う」はどこを意識したらいいですか？
ＭＴＡ：口先です。
Ｄｒ：口先のところの振動を感じてもらって。「え」は？
ＭＴＡ：表情筋の頬骨です。キュって上げてもらうようにします。
Ｄｒ：頬骨においてもらって。口角を引き上げるから，ほっぺたの上げるようなところね。それで「お」が？
ＭＴＡ：横っ腹です。
Ｄｒ：横っ腹ですか。
ＭＴＡ：筒のような感じで。
Ｄｒ：それで，そういうところにちゃんと触って感じていただく，ということですね。発声についてはいいけど，さっき一人，唾が溜まるとか（の話にもあったように），あまり今日は，嚥下まで悪い人はおられなかったかもしれないけど，そういうのもちょっと組み合わせてみるといいかもしれません。飲み込みとか…。
ＭＴＡ：はい。グローミング（ペットボトルフローイング訓練（呼吸訓練）：ペットボトルにストローをさし，水を入れてブクブクと息を吐き，呼気の力を強化する訓練）とか飲み込みとかですね。咳払いとか。
Ｄｒ：そうそう。だから呼吸の訓練です。
ＭＴＡ：はい。
Ｄｒ：発声に伴って呼吸訓練のほうと，あとは飲み込みです。舌を，口を動かす，大きく開けたりっていうのもあるし，舌の動きもあるし，飲み込みの動きとか，短時間入れるとよいのではないかなと思います。
ＭＴＡ：発声のところに入れることができます。ちょっと意識づけしながらできるような。
Ｄｒ：意識すると，パーキンソン病に特徴的なね，嚥下とか，唾が溜まるとか

＜症例2＞　パーキンソン病患者（7名の集団での音楽療法）

　　　おっしゃっていた方に対してもいいかもしれません。そのほか，デュアルタスクで，腕振り足踏み，これってけっこう皆さん元気にやっておられました。
　　　もうちょっと疲れるかもと思いましたが，曲の間ずっとやっておられました。それもけっこう元気よくされていたので，座って足踏みっていうのもいいですね。そのあとで歩行が入るわけだから，ちょうどいいような気がします。その中で，立位のときに，姿勢を自分で確認というか，自分の目で見て，自分がどういう姿勢なのかとか，どういう腕振りをしているかとか，どういう歩き方をしているかっていうのが，確認できるといいですね。
MT A：鏡で確認できるように，ですか。
Ｄｒ：全身が写るようなものとかが，ここに1つあってもいいかもしれません。全部写る必要はないけど，ここでちょっと（確認してみるという感じで）。
MT A：はい，姿見みたいな。
Ｄｒ：姿見みたいなのがあって，チェックして，そこで，音のリズムと自分の手の振りとか足の上げ方がどうかっていうのを，1回どっかで，ご自分でチェックできるようなものがあるといい。けっこう，わからない方もいらっしゃるので。
MT A：ボディイメージが？
Ｄｒ：そう，ボディイメージをつけられるようなものを音楽療法の中でも取り入れていくと，いいかなと思います。
　　　歩くのは非常によくて，このドクターメトロノームのアプリはいいですね。けっこう（患者さんのリズムに）すぐ合うので，他にもそういうものがあるかもしれないけれど，何かそういうすぐに合わせられる，手拍子でもいいことはいいのだけれど，手拍子よりこう一定のリズムになり，家とかでも同じような電子メトロノームを，ご自分で使って歩いてもらうというのは，つながりができます。
MT A：そうですね。疲れてるときは聞くだけでもいいですよ，っていうことはお伝えしています。
Ｄｒ：皆さんけっこうリズムを意識していくといいっていうのは，実感してい

103

ただいているように思います．何がいいかと言いますと，疲れていても，例えばリズムをつけて1時間歩くのは難しくても，音楽を聞くだけだったら2，3時間，人によっては4，5時間くらい聞くことができるのです．それと，あとリラクゼーションもいいです．さっき言ったように，曲げ伸ばし，最後だから，ちょっとストレッチとか，胸郭の動きも含めてやるといいです．それでトーニング（声を出す）もいいですね，ちょうど休めていいかもしれない．全部やるとものすごく時間もかかるけれども，でもこういう音楽療法中心にいろんな要素を組み合わせていくっていうのはすごくいいです．最初に自己紹介して，協調性を持って，気持ちを楽にしていただいて，その後に発声練習とかデュアルタスクでリズムをまず使うようなことをやって，座った位置で腕振り足踏み，音楽に合わせてリズムを刻むと，そして実際に歩いていく．それで，メトロノームを使って，家でもそういうのを使う方が出てくる．あとクリスタルボールで，けっこう，何ていうのかな？

ＭＴ Ａ：振動．

Ｄｒ：振動，これやっぱり揺らぎなのかな？

ＭＴ Ａ：どうなんですかね．振動と，あと私，ウィンド・チャイムなどの楽器を，左右の耳の近くで交互に鳴らして音を移動させるんですけど…．

Ｄｒ：あれもよかった．

ＭＴ Ａ：作っているときに音が移動すると，けっこう何か力がフッと抜ける感じがあります．

Ｄｒ：抜けますね，そういう癒やしっていうかリラクゼーションの効果がみられます．

ＭＴ Ａ：それから，五感を刺激すると緊張がほぐれ，普段感じない生活の中にある音が心地よく聞こえたりとか，窓を開けたときの風を心地よく感じたりとかっていうのもあるので，いろんなところから暮らしの中にある音が聞こえたり，感じたりできるようにしています．

Ｄｒ：特に目をつぶっていると，余計に，そういうものがリラクゼーションの効果として相乗効果が出てくる．

ＭＴ Ａ：いつも高次脳障害の方のところに音楽療法でうかがうときも，認知リハ

<症例2> パーキンソン病患者（7名の集団での音楽療法）

　　　　ビリテーションでいっぱい頭を使うデュアルタスクが多いので，最後は
　　　　リラクゼーションをしています。そのときにスタッフの方が，コーヒー
　　　　をポコポコ沸かしてくださるのですけど，そうするとコーヒーのポコポ
　　　　コの音とコーヒーの香りがフワ〜っとして…。
Ｄｒ：香りについてはどうですか？　（患者さんが）来られたときにけっこう
　　　　ロウソク（香りの出るもの）がついていました。
ＭＴＡ：そうです。時間をゆっくり感じていただくために，火鉢で炭を起こした
　　　　り，石油ストーブを使ったりとかをわざとやっています。
Ｄｒ：そういう演出の効果もみられました。
ＭＴＡ：それから，寒くなかったら窓を開けて心地よい風を入れたり，今日
　　　　ちょっと中国の取っ手の付いた中華銅（古銅魚洗）を使って水を振動さ
　　　　せて，水の「ピチャピチャ」という音を聞いていただいたりとかしてみ
　　　　たんですけど，普段体の緊張がとれているときは，そういう音が心地い
　　　　い音に聞こえたりします。
Ｄｒ：いいですね。
ＭＴＡ：でもそれって，忙しいときって聞こえない音なんです。
Ｄｒ：聞こえない，確かに。
ＭＴＡ：そういうのをちょっと意識していただく。この場所はすごく使いやすい
　　　　なって思うのです。木造で東西に風が通り抜けて，中庭があって，五感
　　　　を刺激するものが暮らしの中にたくさんあるので。
Ｄｒ：たぶん，ここに来られて，1つは皆さん声を出したとか，歌ったとか，
　　　　リズムをとって歩いた，っていうのもあるのだけれども，全体的に何か
　　　　僕がここに来て感じたのは，何か癒やしの空間みたいな感じで，昔から
　　　　来てるような気がして，音とか光とか風とか，そういう何か気持ちいい
　　　　空間になっています。
ＭＴＡ：それを目指しています。
Ｄｒ：そこが，特別な空間になってるから，（患者さんも）来てくださるよう
　　　　な感じがします。そうでなければ，2時間もかけて来てもらえないです
　　　　ね。
ＭＴＡ：皆さんがご自分でお菓子とか持って来てくださって食べることがあっ

たり，「この前どこどこのコロッケがおいしいかったよ」っていうのを一人の方がおっしゃったら，今日それを買って持って来られたり，買いに行くのも大変だったと思うんですけど，そういうのを皆さんで共有したりされています。

Ｄｒ：そういうところまで広がっていくから，コミュニケーションがある。

MT A：コミュニティみたいな，あそこに月１回行くと，あの人たちがいるな，みんなどうしてるかなという楽しみがある。

Ｄｒ：そうそう。そういうのもね，音楽療法を通じてそういうコミュニティができています。そういう意味ではすごくいい空間になっています。ただ，誰でもパーキンソン病は，少しずつ進行していくので，それに合わせて，その方に応じたメニューをやっていく必要があると思います。それで，ずっと頑張りすぎていくと疲れてしまうので，やはり癒やしっていうのは，疲れたときにも役立つし，音楽のヒーリング効果っていうのも大事かなって思います。全体としてすごくよくできてるので，運動があったら休む，というようにメリハリをつける。で，今後，やはり何年も経てば，症状が重くなってくる方もおられると思うので，それに合わせていろいろプログラムも変えていくっていう工夫が必要になってくる可能性はある。なかなか難しいのだけれども。今日来られていた方は皆さん硬さがあまりなかったけれど，ストレッチとか，可動域を見るようなものだったりとか，そういうものも音楽に合わせて入れていくとか，そういうものをうまく使っていけばいいかな，と思います。あと何か，今後よりよくするためとか，困っていることとか，何かありますか。

MT A：お手洗いです。お手洗いが狭いので，出入りに苦労します。30分くらい出てこられなかったりとかします。

Ｄｒ：でもここは近いから，誰かの目が必ず届いてるから，そういう意味ではいいと思います。ただ，症状が重くなってくるといろいろなことがあるので，どういう人を対象にどういうことをプログラムしていくかというのは，その重症度によって違ってくると思います。あまり歩けない方だと，じゃあここで何をするか，それでも来たいと言ってくださる方がいると思うので，そういう工夫は今後の問題だと思います。

＜症例２＞　パーキンソン病患者（７名の集団での音楽療法）

MT A：歩き始めとか，１回座ると動けなくなってしまうため，奥さんがいつも一緒に来られてる方とか，ご夫婦やご家族の介助の方が来られてる方が２組いらっしゃいますが，中には，同行してくれる方がおらず，参加したいけれども参加できない方もいらっしゃり，何かよい手段があればと思っています。

Ｄｒ：全体としては皆さんすごい楽しそうで，いいかなと思います。ここでは，何を１番に目指したいと思っていますか。

MT A：地域の中で，今の健康を維持して出歩く場所の１つ，っていうのもそうですし，なるべく生活の中で行きたい場所を作ったり，その人らしく生活しながら，いろんな今の能力を維持していただけたらな，っていうふうに思っています。

Ｄｒ：そういうところがあると，楽しみも含めて，患者さんにはいいですね。ここはそういう空間に，何か最初からなってる気がします。それでは，今日はこのぐらいで，終わりにします。

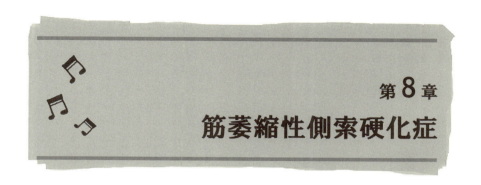

第8章 筋萎縮性側索硬化症

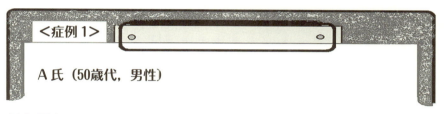

A氏（50歳代，男性）

（1）現症

　発症から6年，人工呼吸器装着から1年2か月。完全四肢麻痺であるが表情筋は保たれており，口唇でのコミュニケーションが可能。その他コンピュータを使用，頬につけたセンサーで文字入力やメール送信が可能。中学時代からバンドを組み，40歳代までライブハウスに出演していたほどの音楽好き。元トラック運転手。

　主介護者は妻。夜間も吸引が必要なため，妻の負担は大きいと思われる。

（2）音楽療法のセッションの概要

　約5か月間に合計8回，1回45〜60分程度のセッション。音楽療法士1名，キーボードを持ち込みベッドサイドで実施。参加者はA氏と妻（主介護者），飼い犬，そのほか担当の保健師2名が交互に同席。

　内容は，事前にA氏よりメールで届く多くのリクエスト曲を中心に，音楽療法士がキーボードやギターで演奏し，参加者全員で歌唱。A氏は口形で歌唱。

（3）音楽療法の目的と経過

初回訪問時からA氏夫妻はともにとても気を遣い，たくさんの話をされたので，その後の疲労が心配になった。また，妻もいつもとても明るく頑張り屋であるという印象があったので，A氏夫妻が闘病や介護を一瞬忘れてゆったりリフレッシュができ，頑張らなくてよい非日常的空間づくりを目的とした。

（4）反応

リクエスト曲の鑑賞や歌唱，会話を通して相互交流が生まれ，他者とのコミュニケーション意欲が向上したと思われる。音楽療法開始前は，メールを打つことはできるがあまり意欲的でないとのことだったが，セッション3回目には妻より「1日で9通もメールした」とうかがった。

また，A氏と妻の感情表出には時間がかかり，最終回でようやく妻が一瞬涙ぐんだり，A氏のつらいとか悲しいといった表情が表出された。音楽療法の時間が楽しいだけではなく，いろんな感情が表出できる場になったと思われる。

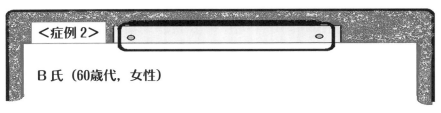

＜症例2＞ B氏（60歳代，女性）

（1）現症

発症から3年，人工呼吸器装着から2年。上肢機能は全廃，下肢は麻痺があるが右足でスイッチ操作は可能。コミュニケーションは，透明文字盤や口唇の動き，瞬き，目の動きで読み取り可能。コンピュータ機器の導入は，家族が新しいものに対する負担や抵抗感があり消極的。

主介護者は義姉（B氏の夫の姉）で，B氏の自宅に同居。

（2）音楽療法のセッションの概要

約7か月間に合計6回，1回30～60分のセッション。音楽療法士2名，キー

ボードを持ち込みベッドサイドで実施。義姉（主介護者）は毎回同席，時により友人，医師や看護師など最大9名の参加。

内容は，季節の曲，B氏と義姉のリクエスト曲や会話を通して選曲（歌唱・ダンス・合奏・観賞など），全6回のセクションの前半は，ともにライブ感を楽しめる内容で行い，後半はB氏と義姉の好みの曲や音色を用いて実施。特にB氏は大正琴演奏の経験があり，それらの楽器を使用しながら観賞中心の内容に移行していった。

（3）音楽療法の目的と経過

B氏と義姉（主介護者）の精神的ケアとQOLの向上。特に後半は，好きな音楽を介してB氏と義姉が時間を共有し，繋がりを再確認できることを目的とした。

（4）反応

前半のB氏は，音楽療法士とともにライブ感を楽しんでいる様子が見られた。B氏の笑顔や口形での歌唱，驚いたり喜んだときに目を大きく見開くという表情の変化が見られた。一方義姉は「一緒に楽しんでよかったわね」と言われることもあったが，「にぎやかな活動は苦手」と参加されないこともあった。

後半，義姉は好みの音色や曲によってリラックスした様子で，B氏への思いや思い出，関係性を，B氏や自分自身にも語りかけるようなゆっくりとした口調で語った。一方B氏は，そんな義姉の言葉をしっかりと聞き，瞬きや目で合図する様子が見られ，最後には涙ぐまれていた。

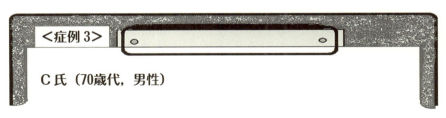

＜症例3＞ C氏（70歳代，男性）

（1）現症

発症から8か月，人工呼吸器未装着。四肢の麻痺はほとんどなく，自力歩行や

テレビなどのリモコン操作が可能。会話は可能であったが，セッションが進むにつれて徐々に病状が進行。主介護者は妻。

(2) 音楽療法のセッションの概要

合計6回（月1回実施），1回60分程度だが延長となることが多い。音楽療法士2名，キーボードを持ち込み低床ベッドサイドに正座をして実施。セッションが進むにつれて自宅2階のC氏が購入されたピアノで，部屋のドアを開け放し，C氏のピアノでの演奏を鑑賞。その他にトーンチャイムを使用。

内容は，主にC氏からのリクエストに応え，その場で音楽を提供する。C氏が録画した音楽に関するビデオを供覧することも多かった。

(3) 音楽療法の目的と経過

日々単調になりがちな闘病生活の気分転換とライフレビューを目的に実施。

(4) 反応

ライフレビューでは，特にC氏が幼い頃に死別した父親との思い出の曲について，最初の頃から何度も話された。セッション4回目にC氏の実兄が同席，C氏が知らない父親の思い出が語られ，それを兄弟で共有できたことも大きかったと思われる。実兄が同席した回以降は，その曲のリクエストがなくなったので，C氏の中で父親との死別が消化されたのではないかと思われる。

価値観の変化については，C氏は父親が亡くなってから厳しい生活を経験されており，「就職したら一旗あげようと思っていたのにこんなになっちゃって…」と悔しさを語られていたが，セッションが進むにつれて「音楽があるから生きる希望となる」と豊かな生活をするためにという価値観から音楽が生きる原動力と変化していった。

妻（主介護者）にも変化が見られ，以前はC氏に誘われてコンサートに行く程度だったが，音楽療法開始後はC氏のピアノでC氏の好きな曲を弾いてあげたいと思うようになり，妻自身も音楽に触れる機会が増えて楽しさも経験された。

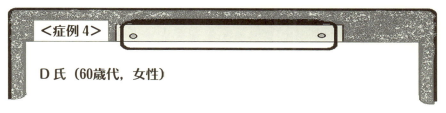

D 氏（60歳代，女性）

（1）現症

発症から17年，人工呼吸器装着から13年。当初 D 氏は人工呼吸器装着を拒否，その意思を家族にも伝えていたが，呼吸困難で苦しむ姿に家族が耐えられず D 氏の意識がない間に呼吸器装着となった。意識が回復した D 氏はとてもショックを受けたと聞いている。四肢機能全廃であるが右拇指と示指，左拇指と中指でコンピュータを操作されコミュニケーションが可能。主介護者は夫。

（2）音楽療法のセッションの概要

5回（月1回実施）の訪問プロジェクト終了後も継続希望あり，合計16回実施（最終回の約1か月後に死去）。1回60分，音楽療法士2名で訪問。夫は D 氏のベッドサイドで，音楽療法士は D 氏と対面するように電子ピアノを配置。

内容は，事前にメールで届く D 氏と夫のリクエスト曲を中心に行い，1曲は夫が歌唱。参加者は7〜15名。ピアノ連弾と歌唱曲の鑑賞，歌唱や楽器（鳴子・和太鼓・ラテン系の楽器・ハンドベル・トーンチャイム・オートハープなど）を使用した能動的活動。

毎回終了後には D 氏から感想がメールで届き，毎月届く絵手紙にも"音楽療法の心地よさ"と書かれていた。絵手紙を制作されることで社会と繋がっていたいという思いを持っておられた。

（3）音楽療法の目的と経過

音楽療法を音楽会だと思っておられ，友人やヘルパー，担当医，保健師など多くの方に「音楽会をするので聴きにきてほしい」と声をかけられていた。そこで，音楽療法では生演奏や音楽活動に集中することによってストレスの軽減と気分転換に加え，音楽を通しての交流を目的としており，参加者とともに楽しみながら交流の場をつくっていきたいと伝えた。

（4）反応

　表情の大きな変化や痰の吸引が1時間に一度も行われない（必要ない）ことが数回あった（普段ではあり得ない）。また，音楽療法が多くの方が集まる機会となり，参加者が楽しんでいる様子を見てD氏自身も楽しまれた。後日，参加者からD氏へお礼のメールが届くことで，D氏は主催者としての喜びも得られたのではないかと思う。娘さんは「音楽療法に参加された方の中には，お見舞いに行っても何をしていいのかわからない，何を話していいのかわからないのでさっと帰ってしまう方もいましたが，音楽療法があって母（D氏）の見舞いに楽に来られるようになったのではないか」と話された。また，生演奏により音楽がダイレクトに伝わった。

> 「改めて音楽の力のすばらしさ，生演奏の力のすばらしさに感激しました。私が音楽療法を受けられる機会を与えていただきましたことに感謝申し上げます。お二人とのご縁うれしいです。私はもとより主人の音楽療法になっているようです。久しぶりに大きな声で歌ってスッとしたと言っていました。今日も昨日は楽しかったね，と言っておりました。診療所の先生も『ほっこりしました。いいひとときでした』というメールをいただいたりしています。もう今から来月が楽しみです。」
> 　　　　　　　　　　　　　　　　　　　　　　　　　　（D氏からのメールより）

　その後，D氏が亡くなられた際に夫より希望があり，お通夜で演奏させていただいた。

❓ セッションでの問題点と疑問点

1．自宅での音楽療法をコンサートと思われている点について
2．患者・家族の負担にならないために配慮すべきことは何か（セッション形態，時間，回数，参加人数など）
3．選曲や演奏技術など，音楽の提供の仕方について
4．リハビリ訓練としての身体的効果への期待について
5．がん患者など他疾患への音楽療法との違いについて

ディスカッション

医師（以下，Ｄｒ）：それでは今から，筋萎縮性側索硬化症（ALS）の音楽療法カンファレンスを始めます。今日は，私が企画したALS訪問音楽療法プロジェクトで患者さん宅への訪問音楽療法を行っていただいた4症例（前記）をもとに，自由なテーマでフランクにお話をしていただきたいと思います。

患者さんたちは音楽療法と聞くと，まず，家でコンサートをしてもらえるととらえられるみたいですね。症例2・4でも大勢集まってこられています。音楽療法はコンサートと違うんだと強調しようと思っていましたが，またそれはそれでもいい面もあるかもしれない。コンサートや家での音楽会と音楽療法は重なっているところもあるし。ちょっと違いもありそうなのですが，そのあたりどうですか？

音楽療法士Ａ（以下，MT A）：コンサートととらえる方と，ベッドサイドで音楽を提供してもらえる癒しの時間というふうにとらえる方もおられます。ただ，そういうふうにお客さんをたくさん呼ばれるということは，ご家族も大変疲労されるのではないですか？

音楽療法士Ｂ（以下，MT B）：そうですね。症例2に関しては，患者さんは喜んでおられる場面も見られたのですが，ご家族は苦手だからと言って同席されないことがありました。

音楽療法士Ｃ（以下，MT C）：症例4ではまったく問題なかったと思います。患者さんもご家族も，古くからの友人や知り合いの方，まったく初対面の難病の方とともに音楽で癒されたらいいなという思いがとても強く，負担ではなかったと思います。招待する側として，とても喜ばれていました。

Ｄｒ：自分も役に立てるというか。

MT C：そうなんです。D氏の絵手紙を見て，元気を取り戻された難病患者さんがおられることを伝えると，音楽療法へ招待してくださいました。いろ

んな方が集まることが喜びだったようです。
Ｄｒ：そういう意味でのご本人やご家族の喜び，病気になっても他の人の役に立てたという感覚が持てるのもいいことでしょうね。
あと，途中でおっしゃられた，周りの方がお見舞いに行くのに ALS という病気だと，どう言葉をかけていいかわからず足が遠ざかるということもあると思うのですけれども，そうやって音楽をやっていることで，みんなが集まりやすいということを他の方でも感じたことはあります。そんな効果も確かにありそうですけど，受ける方の家族の状況などによるでしょうから，みんながそうではないとは思います。
MT A：B氏はまだ発症３年で，D氏が13年，病気の受容段階が違うと思います。
Ｄｒ：始めたときが13年で，全部の経過は長いですね。時期にもよるでしょう。
MT A：介護者が誰か，義理のお姉さんかご主人かという違いもあるでしょう。
音楽療法士D（以下，MT D）：人数が多いと，表出できる感情とできない感情がどうしても出てくると思います。患者と家族と音楽療法士の三人だけなら表出できても，少し人数が増えると表出できなくなる感情もあるので，その点が難しいと思います。難病になるなど死と向き合い，考えるようになって人と共有できないような感情や気持ちが増えると思うけれども，それでも音楽は同じ場所で共有できるものなんだと思います。
MT C：そうですね，本当にそう感じました。ケースバイケースで，D氏は顔をくしゃくしゃにして笑ったり泣いたり，じっと一点を見つめて音楽に集中したり，普段は見られないような表情が現れたと娘さんがおっしゃっていました。主催者としての気遣いとは別に，音楽に十分集中して楽しまれ，感情を発散されていたと思います。
Ｄｒ：大勢になってしまう場合もあるけれども，あえてそちらを目指さなくてもいいだろうと思います。
先ほど時期の問題がありましたが，今の４例のうち１例（C氏）はまだ呼吸器をつけていない状態ですし，最終的にも呼吸器を選ばれなかったわけです。
音楽療法士E（以下，MT E）：はい。選ばれませんでした。
Ｄｒ：病気が徐々に進行していく中で音楽療法をやっていったという場合と，

長年にわたり病状がほぼ安定している場合とでは，またちょっと違うところもあるでしょう。
MT E：そうですね。Ｃ氏の場合，ご本人もご家族もまだ病気を受容しきれていない時期だったので，とても難しい点ではあったと思います。
Ｄｒ：話をうかがっていても，本当に受容しきれていない段階で，音楽療法でどう入っていくかとか，本当に難しいところかなと思いました。
他の方は，まだつける前の方とつけてからまだわりと短い方と。Ａ氏は，呼吸器つけてからまだそんなに経ってはいなかったですね。
MT D：そうです。１年３か月です。
Ｄｒ：受容されてる感じはどうでしたか？
MT D：最後のほうになっていろんな感情が出てきたということは，Ａ氏の意識の中では受け入れられていないことがあったんだと思いました。死というものが意識の中にある人がどういうことを考えるかということが，私には想像できない部分があって，私自身に受け入れるスペースがなかったんだと思います。
MT B：でも，最終回に，頑張らなくてもいいんだよっていうことをわかっていただけたような時間づくりができたということは，頭ではわかっていても，納得しきれていないという面があって，でもそういう自分をやっと音楽療法士に自己開示できるようになってきたという印象を持ちました。とにかく辛いけれど人前では泣いてはいけないとか，ずっと肩を張ってきたというか，それがやっと抜けかけたかなと思う頃にプロジェクト自体が終わってしまった。自己開示も担当の音楽療法士のみ，その時間のみの自己開示であって，そこからどれだけ周りの方々に自分を見せることができていくかということに繋がるといいのではないかと感じました。
Ｄｒ：その受容は，ALSの患者さんにとっても難しいことなんです。あるALS患者さんが本に書いているように，受容したように思っていてもやはりまだ受容できていない自分に気づくっていうことの繰り返しで，本当にいつまでも完全な受容はしにくいんだってことを言われています。でも多少なりとも音楽療法が入ったことで，本人の病気の受容に役立ったとなれば音楽療法の大きな効果かなという気がします。

あと回数のことが出てましたが，5回とか8回とか限定の場合はそもそもが限りがあるのですが，病院では回数が限定されている場合とわりと定期的に長くやっている場合とで違いを感じることはありますか？

音楽療法士F（以下，MT F）：訪問回数や期間などが限られた中で行う場合は，日常生活とは違った特別な時間や空間であることが感じられ，患者さんやご家族，音楽療法士にとって1回1回の特別感があると思います。また長期の場合は，穏やかで前向きな発言がたくさん聞かれる時期や，できないことが増えて落ち込まれる時期があったり，そういう心の動きに寄り添っていくことができるのではないかと思います。

院内でも訪問プロジェクトでも，形としてはやはり患者さんの望む形に寄り添うというのが一番大切です。本当にコンサートを希望される方には，形としてはコンサートであっても，そこに関わる音楽療法士がそこで表出される気持ちを音楽療法として汲み取っていければ，形はどんな形でもいいんじゃないかなと思います。

MT C：本当にそうだと思います。患者さんのニーズに応えるということがまず大事で，音楽療法士が提供するコンサートという形では，やはり音楽だけではなく音楽を介してつくられる場というのが大事だと思います。同じ音楽を提供しても音楽療法の場合は相手に寄り添った音楽を提供する，ただ演奏するということではなく，その演奏の方法も相手に寄り添った演奏を提供することが大事だと思います。

音楽療法士G（以下，MT G）：そのとおりだと思います。例えばクラシックのコンサートでは，もちろんハートも必要だと思いますが，音楽家の立場として演奏者は技術的な面を強調したいと推察します。でも音楽療法としてのコンサートは，その場の雰囲気と心の交流を目指した演奏法というかカタルシスというか，演奏会とはちょっと違ったものがあります。音楽療法の場で一緒に歌うときと，舞台でソロで歌うときと全然気持ちが違うんです。

MT C：コンサートといったら自己主張っていうか自己充足感とか。

MT G：そうです。最近のコンサートは，音楽療法寄りに傾いてきたかなという気もするんですけど（笑）。ちょっと話が違うかな（笑）。音楽療法にお

いてコンサートという形をとってしまった場合でも，やはり心を大切にする，相手を大切にする，一緒に楽しむという面が重視される，そういうところに重きを置かれると思います。
MT F：主がどっちかということですね。
MT G：そうそう。
MT F：患者さんが主になる形をとっていく，患者さんから発信されるものをちゃんと受け取るという思いがあれば，音楽療法がコンサートのように見えたとしても，実際に提供していく音楽療法士がはき違えなければ，ちゃんと音楽療法として関わっていけると思います。
Ｄｒ：セラピストのAさんからもうかがいたいですね。ステージでピアニストとしてやる場合と，音楽療法士として関わる場合と，何か違いがありますか？
MT A：自分の思想とか感性とかそういうものを発信する。でもその発信したものがどう返ってくるかというものを感じながら弾いているので，そこは一緒だと思います。こっちから発信して返ってくる。でも音楽療法は向こうから発信されるものを受け取ってお返しするっていうことが逆かなと思います。
Ｄｒ：ALSの患者さんの場合は，その返ってくるものが他の対象者よりも大きいとかそんなことは感じられませんか？　鋭く返ってくるとか。
MT D：う〜ん。深く返ってくるという感じ。本物じゃないとばれちゃうというか（笑）。
私たちは忙しい日常の中で暮らしているので目が曇っているけれども，患者さんは，日常を超えた価値観を持っているとか，葛藤しているかわからないけれども，本物とざわざわしているものとを見分けることができてしまうと思うんです。
MT G：本物っていうのは技術の善し悪しじゃないっていうのを感じます。失敗したような場面でも，やっぱり心や気持ちが相手に伝わったというところがあるんじゃないでしょうか。
MT E：私もそれはすごく感じました。本当に心から寄り添ってくれているかどうかをしっかり感じ取られているような気がしていました。技術的なこ

とは問題にされていなかったような感じがして，それよりは自分にどこまで寄り添ってくれているのかが一番大事にされていたことなのかなと感じました。

MT C：体が動かない分，頭は冴えていて，人の気持ちがびんびん伝わってきますってメールいただいていました。頭が冴えて気持ちが伝わるってことはどんなことかなと思いますが，本当にこちらの気持ち，演奏の技術もそうですが気持ちはびんびん伝わっているんだろうなと思います。

MT G：現場で技術的な失敗はしても，私たちの「あ，しまった」という気持ちを読み取って，逆に配慮してくださっていたように感じます。本当に人間的で，とても考えておられて，とても研ぎ澄まされた感覚を持っておられるというか。

Ｄｒ：訪問看護師さんたちが，似たようなことを言われていて，脳卒中とか他の病気の患者さんたちを訪問するときと，ALS 患者さんのお宅を訪問するときとで違いがある，姿勢が違うっていうか，そういうことを感じるって言われたんです。そういうことと似ているようなことを感じます。鋭くなっているというか，やっぱり過酷な状況で，生きるとか死とかを本当に真剣に考える状況の中のことですから，それが鋭いかもしれません。

　あと，緩和ケアの場面と似てる感じがあると言われたんですけれども，そのあたりはどうですか。緩和ケアだと主にがんの患者さんですけれど。

MT E：C 氏はまだ発症後間もない方で，手や足もまだ動くので，がん患者さんで手や足に障害がない方と状況が似ていたのかなぁという気はします。でも人工呼吸器をつけられて闘病が長い方だと，またちょっと違ったふうに思ったかもしれません。本当に緩和ケアに準じた形だったのかなというような気はしています。

MT C：やはり期間の違いですかね。もちろん参加者の皆さんとにぎやかに行う部分もあるんですけれども，私が一番感じているのは，ALS 患者さんは，今すぐっていうのはなくて何年という期間だというのと，先ほど言いましたが，がん患者さんより神経がもっと研ぎ澄まされています。だからALS 患者さんに対しては，いい音楽，質の高い音楽を提供していくこ

ディスカッション

とも考えますが，緩和ケアの場合は"今"が大事なんです。今ここで。だから演奏の上手下手というと申し訳ないんですけれども，すごく質のいい音楽を提供しようというよりも，本当につたなくても"今"提供することが大事です。だから音楽の質を問われると，荒いかなと思います。緩和ケアではご家族を第二の患者といい，ともにケアをしていきますが，ALS患者さんの場合も同じで，やはりご家族もともに苦しんでおられると思うんです。介護の期間が長ければ長いほどお疲れもあるでしょうし，気持ちが前向きなときばかりではないですし，ストレスもお持ちでしょうし。だからご家族もともに楽しんでいただけることが大事です。

MT F：がん患者さんの場合は緩和ケアに来られる時点で，多くの方はご自分の病気のことを理解されていて，ある程度気持ちの整理ができていたり，死に対する受け入れができている方が多いかと思うんです。ALS患者さんの場合は長い経過の中で，落ち込んだり楽しかったり，心の動きが何度も何度もあると思うんです。その心の動きに寄り添って，そこにご家族も一緒にその場をつくっていけることが違いかなと思います。変にこう気持ちを変えていこうっていうよりも，辛いときには辛い気持ちを分かち合って，楽しいときには一緒に楽しむっていうことですね。看護師やスタッフとはゆっくり話せる時間がなかったり，家族にも辛いことや嫌なことを言えない患者さんが多いです。音楽療法士って医療とかケアに直接関わらないので，そのぶん思ったことを話しやすいのかなって思ったりします。言いにくいことが言える環境をつくっていけることも音楽療法士のできることのひとつではないかなと思います。ケア，看護，医療の外側の"生きていく"っていうことに関わっていける気がします。

MT B：共通していることかもしれませんが，音楽っていうのはすごく歌詞とかメッセージ性が強くって，ご家族とかが周りの人にこの気持ちを伝えたいというときに，そういう歌詞をリクエストされる場合がどちらもあります。言葉では言えないけれども，音楽に自分の気持ちを託してっていう形でリクエストされる場合があります。それが緩和ケアのほうは大きいですね。

Ｄｒ：ALSの患者さんのメッセージ性は…。

皆：あります。
MT F：ありがとうという言葉を，妻や夫が直接言葉にして伝えることが日常にあまりない方だと，音楽を通してその気持ちを伝えたいという思いがあったりします。また歌詞に自分の人生を重ねて多くの話をしたり，音楽から勇気を得て気持ちが前向きになったりすることを，長い時間をかけてたどり着くという感じです。
MT C：夫が，患者である妻のためにリクエストする曲は，おまえと一緒になりともに歩んできてよかったとか，自分は幸せだとかいうもので，言葉で伝えられない自分の思いを患者さんの前で朗々と歌われるのです。私たちもボロボロ泣くような場面がたくさんありましたし，やはりメッセージ性って大切だと思います。
Ｄｒ："人生演歌"っていう分野があるんですか（笑）。結構リクエストがあったりして，だいぶん音楽療法士さんに教わりましたけど（笑）。
MT A：私が印象に残っているセッションのひとつに，延命を拒否されている患者さんご夫婦が『いのちの歌』をリクエストされたことがあります。内容は生きていくことの意味を問うもので，練習で歌っているときに，このご夫婦はどんな思いでこの歌を選ばれたのだろうかと歌うと涙が出てくるのです。当日は覚悟を持って臨みましたが，意外に淡々と聴いておられ肩透かしを食らったような感じでした。
MT G：私も同じ曲をリクエストされ，こんな歌詞を歌っていいのかしらって思いましたが，やっぱり淡々と聴いておられている印象を感じました。
MT D：それを聞いて思ったのですが，歌自体がその患者さんの気持ちを汲み取る器みたいな感じなのかな。看護師さんには言えないことが音楽療法士には言いやすいというのは，私たちって社会の枠組みから少し離れたところにいる感じがするのですが。
皆：（笑）
MT D：いわゆる常識に囚われなくてよいというか。他の職種ではダメだけど音楽療法士だからいいみたいなところがある。普段の会話ではなかなか『いのちの歌』に出てくる内容は言えないけど，歌詞は器だから可能なのだと思います。

ディスカッション

MT A：音楽は自分の気持ちの受け皿になるというか，そこにどっぷり浸からないでいったん脇に置いておけるので客観的に見られるということになります。

MT F：そういう悲しく辛いような歌詞がリクエストに出る時点で，たぶん患者さんの中でも一度は似たような気持ちになったことがあり，自分なりに消化されたのかなと思います。だからその歌詞を聴いたときに淡々としたように見える。でも患者さんは，私はこんな思いでそこを通り過ぎてきたのですよというのを伝えようとしているのを感じることもあり，受け止めたいと思いながら私はセッションをしています。

Ｄｒ：では，ちょっと話題を変えます。身体的な側面への効果は，先ほど痰の吸引が少なくなったとかがあります。神経難病でもパーキンソン病の患者さんには歩行状態がよくなることが期待されたりするのですが，ALSの患者さんの身体的な効果が期待できるのかどうかについてです。そのことで手足の動きがよくなることは考えにくい。私もかつて音楽療法の前後で血行がよくなりはしないかと皮膚温を測ったことがあり，少しはよくなった印象はあったのですが，さほどはっきりした結果ではないし，調べてもあまり意味がないのではないかと今はもうやめてしまったのです。でも痰の吸引が減るというのは，身体的とはいっても心理的・精神的効果を介しているということです。ま，身体的にはそう期待しなくてもよいかなと思うのですが。

症例2の方は，初期の頃に楽器を演奏してもらうとか足を動かすとかいうことをされていました。小児や高齢者のセッションで，鈴を鳴らすとか太鼓を叩くとか，やや能動的な運動も兼ねてやることがありますが，それはALS患者さんの疲労になりはしないかなと思ったりはするのですが，そのあたりはどうですか？

MT G：ご指摘いただいてからそうだったんだなと思ったのですが，そのときご本人はものすごく喜んでいらっしゃったので，いろいろな医療関係者がいる中で足に鈴をつけて鳴らしていただいたんです。ALSになってからはなかなか達成感を感じることは少ないと思い，自己実現的な喜びを感じていただけたのではないかと推察しています。でもそれをした後で

プロジェクトのスタッフから筋肉が疲れやすいと聞き，鈴を鳴らしてみるか尋ねてから短時間でするのがよかったのかなと二人で話しました。あのとき，同席した方が「こんな表情見たことない」とおっしゃってくださったんです。介護者の方はうるさいのはあまりお好きじゃなかったのと，確かに患者さんは疲れたかもしれず，あまりよい感想は得られなかったんですが，あのときの表情はやっぱり忘れられないぐらい印象的でした。

MT F：それをしようと思った目的はなんでしょうか？

MT G：最初に「この人は『マル・マル・モリ・モリ！』なんか聴こえると踊りだしますよ」と義姉（介護者）から患者さんが元々活発だったことを聞いて，それならと思ったのですがいかがでしょう。

MT B：そうなんです。患者さんはとても主体的に生活されており，なかなか知的好奇心を刺激しながら主体的な活動ができない状態だったので，楽器を鳴らすことにスポットを当ててというふうに考えのですが，あとでやはり一時的な主体的活動っていうよりは，音楽を使って継続した精神的な活動をするべきだったんじゃないかなと二人で話しました。

MT F：患者さんが曲を聴いて自然にリズムをとったりすることも，もちろんあるのでそれはいいと思うんです。でも，さあ鈴をつけてやっていきましょうっていうのはやっぱりよくないと思います。

MT G：言い訳になりますが，ご自分から先に足でリズムをとられたんです。

MT F：それはいいと思うんですが，そこに鈴をつけるっていうのがどうなのかなって。身体に働きかける目的を持っておられるのかなという印象もあり，動きを誘発するようなセッションになっていかないかなと気になりました。

MT G：ご指摘いただいてよかったです。そのあとは二人でよく考えて楽器は使いませんでした。

MT B：あのときよく話をしました。

MT D：すみません。いいですか？　私も1回だけトーンチャイムを使ったことがありました。患者さんと父親との思い出の曲『砂山』を，同席していた看護師さんや保健師さんと演奏し，皆でその曲を共有したいという私

の意図からだったのですが，想定外に患者さんがやりたいとおっしゃって一瞬，「あ，しまった」と思いました。でも運よくその場に理学療法士さんがおられ，介助しながら演奏をさせてくださったので安心できました。

MT A：楽器ってどうなんでしょう。このケースでは「患者さんが楽器を持つことは禁じられています」と断るのは患者さんを傷つけると思うので，心理的な意味からあれでよかったと私は思います。

MT E：ALS は自分が初めて出会う症例なので，どの程度までが影響が出るのかというのが本当にわからなくて，私自身がナーバスになってしまい，さまざまな心配が絶えなかったような気がします。

MT G：他職種との連携があれば，患者さんの今までの情報や医療的な専門家の意見を聞けるからいいなと思います。

MT F：でも，そういう連携があっても，やっぱり運動のことは理学療法士など専門職がそれぞれいるので，あえて音楽療法士がする必要はない気がします。それよりも，呼吸器を着けている方も多いので，どちらかというと音楽療法士は心理的な面に関われる職種としての立場がいいと思います。あえて楽器を使えるかどうかを検討するよりも，その方の今の気持ちに寄り添うほうを優先しています。

Ｄｒ：B 氏も鈴を鳴らせてみんなと一緒にできたという喜びよりも，後半の静かにしっとりと話を聞きながらやったセッションのほうが何倍も深いものだったんじゃないかとは思いました。

MT A：これから深めていかなければならないのは，ALS 患者さんに対するスピリチュアルケアですね。

Ｄｒ：ALS 以外の疾患では，楽器を使用した身体運動というチャンスはもっとあるかもしれませんが，ALS では少なそうです。
あとちょっと私もお聞きしたいことがあります。今回初めて ALS の患者さんに接した方も多いと思いますが，これから新たに音楽療法士さんが ALS の方に関わることが増えていくと思うので，そういう方に何か役立つような，例えば最初の印象や戸惑ったことや困ったこと，やってみてどうだったかということを振り返ってお聞かせいただけますか。

MT D：私はセッション中の自分のテンションや声の高さなど，自分のペースのとり方が他の領域の対象者とはだいぶ違うと思いました．記録ビデオを見るとしゃべり方が早く声も高いのですが，回を重ねるうちに少しずつ患者さんの世界に近づけるようになりました．私は普段，早い時間の世界にいるので，患者さんはそれとはかなり違う世界を持っているということを理解するのに少し時間がかかりました．

MT B：私はBさんの症例で介護者が義姉でした．最初は患者さんに目が向いていたのが，その日の雰囲気がお義姉さんで決まると気づいてから，少しずつそちらに目が向きました．介護者は第二の患者さんっていう話を聞いてとても心に響いたのですが，介護者も患者さんと同じかそれ以上に考えつつ進めていかなければいけないと思いました．それは今まで経験したことのないものでした．

Ｄｒ：Gさんはいかがでしたか？

MT G：もし今から呼吸器を装着した患者さんの音楽療法を始めるのであれば，事前に面談しておいたほうがよいと思います．私は呼吸器装着の方とお会いしたことがあったのですが，写真で見るのとは違い，実際に見て音を聞くとやはり動揺しました．なので，初回のセッションでドギマギしないように，前もって会っておいたほうがいいと思います．

Ｄｒ：その患者さんに直接出会っておいたほうがいいということですか？　第1回プロジェクトのとき，音楽療法士さんが人工呼吸器を装着している患者さんのベッドサイドに行くのは怖いんじゃないかと思ったものですから，ある一人の患者さんにお願いして音楽療法士さんたちと一緒にお宅へお邪魔し，実際に呼吸器を着けている患者さんの療養の様子を見ていただいたことはあるんです．でもその後はそれができなくて私がビデオでちょっと紹介するくらいだったんで，それだと全体の雰囲気が伝わりにくかったってことかな．

MT G：受け取り方もあると思いますが，本当に驚いてしまう方もたくさんいると思います．

Ｄｒ：医療の現場の中でも特殊な人工呼吸器を装着しているということですから．

ディスカッション

MT F：患者さんにとって呼吸器の音っていうのは，自分の音っていうか…。それでもたまに警告音がなったりするとびっくりしてしまいますし，空気の音が気になって集中できなかったりします。でもそれがその方の生きている音の世界なんです。実際にお会いできなければ映像とか，生活の場の雰囲気が伝わるように学べるものがあるといいなと思います。

MT G：そうですね。他の音楽療法士で，予備知識はあったけれど空気の音がとても気になり「ああ，これがその音だな」と思ったそうです。

MT C：私も事前訪問はできればしたほうがいいと思うのですが，音楽療法士だけではなく患者さんも音楽療法に期待はあるけど，どんな人が来るのか不安もあると思うんです。私たちの場合は事前訪問に保健師さんが同行してくださって，住環境や介護者について知ることができました。それと，私の場合は音楽療法士二人で関われたので，一人の場合の不安とはずいぶん違ったと思います。

　　ドクターから，こちらが身構えると相手に絶対察せられるからとにかく自然体でいることといつも言われていましたので，何か身構えるというのはありませんでした。しかし患者さんに初めてお会いしたとき，すごい笑顔で迎えてくださって，それが介護者に迷惑をかけないよう気遣って一生懸命笑顔でおられるのが伝わりました。だから音楽療法の間はぜひともこの方が自然体である時間であったらいいなということを第一印象で思いました。

MT E：事前に不安に思うのはどの人も一緒だと思うんです。さっき呼吸器の話が出ましたけれども，私も最初，人工呼吸器をつけた方に接したことがないので，もしそういう方に会ったら平常心で接することができるかなと考えたことはありました。

　　私の担当した患者さんは，まだ呼吸器は着けてない方だったんで何とも言えませんが，別の領域であっても対象者とその家族に向き合って音楽をするということに関しては基本的に同じだと思うんです。私たちが真剣に向き合えば患者さんは受け止めてくれると感じたし，ALS患者さんと接して"生きる"ことの基本とは何なのだろうと考えさせられました。

MT F：自然体というのは本当にそうだなと思います。それは音楽療法士にも言えることで，本当に大切なのは，真っ白な気持ちでまっすぐ患者さんに向き合う姿勢だと思います。患者さんによってはわかっていながら無理やわがままを訴えられることがあります。普通に人と人との関わりとして，それは無理なことを言っているんだよっていうのを伝えることも大切です。病人だから我慢して受け止めないといけないというのではなく，人としての関わりっていうのが信頼関係を早く作っていくことにもなるし，患者さん自身がちゃんと自分のことを受け止めてもらえてるって感じてもらえるようになる早道なのかもしれないなと思います。
MT E：たまたま音楽療法士はそこに音楽という道具があるだけで，基本は変わらないような気がします。
MT F：武器ですよね。音楽っていう武器をどう使えるかっていう。
MT E：音楽って結構いろんな要素があると思うから大きな武器ですよね。
MT G：第2回プロジェクトに参加した音楽療法士から聞いたのですが，ALSだからといって特別扱いはしないでほしいって患者さんから最初に言われたそうです。それはすべての病気に関して言えることだと思うし，初めてALSの音楽療法をする方にもすごく大切な言葉だと思うので伝えたいなと思います。
Ｄｒ：はい，ありがとうございます。他に何かありますか？
MT A：患者さんのことを肌で感じるということがあります。私は病室に入るときに一呼吸置いて，どんな空気かなと体で感じようと思ってそーっと入るんです。そうすると患者さんごとに持ってらっしゃる空気感がそれぞれ違って，特に個室だと顕著なのですが，患者さんは必ず何かを発信してらっしゃるので，それを全身で受けとめる。そこに，この人に私は何をしてあげようかとか，聴かせてあげようとかを考えたらもう終わりだと思います。
MT F：それはすぐに見透かされますね。
MT A：同じ空気の中で同じトーンで寄り添うといっても，病者ではない自分が患者さんとまったく同感することは無理ですから，積極的な傾聴が必要だと思います。意思疎通のとれない患者さんでも，その方の思いを感じ

ようと強く思っていると不思議とわかることがあります。それを初めての方にお話したいと思います。

それと最近経験したことですが，延命拒否されているターミナルの患者さんが，どうしても家に帰りたいと主治医に訴えていたのです。しかしとても帰せる状態ではないので家族とともに音楽療法をしてほしいと主治医から依頼があり，亡くなる3日前に一度だけ実施できました。後に主治医から「家に帰すことはできなかったが病室で家族三人が故郷や想い出話をし，病気から離れて少しでも家庭的なものを味わえたと思う。せめてそれをさせてあげられて良かった」という言葉を聞き，言葉が適切でないかもしれませんが，音楽療法が医師の免罪符になったのではないかと思いました。

MT D：医療がどうにもできないところを音楽が関われるっていうことですよね。

MT A：そうでしょうね。看護師さんも忙しくてそこまでは難しいので，その隙間に音楽療法士が入れるのかなと。

Ｄｒ：本来そこまで広げたものが医療であるべきだと思うのですが，今はまだできていません。病気を治せなければ他に何もできないという医療現場で，音楽の役割は大きいと思います。

他の疾患の場合は音楽療法士が一人でされることが多いと思いますが，ALSの場合は色んな職種が関わっています。特に在宅患者さんの場合，訪問看護師さんや保健師さん，介護士さん，主治医などとの連携がありますが，困ったことやよかったとはありますか？

MT E：私は訪問看護師さんと保健師さんが連携をとり，色々な情報をいただけて本当によかったです。第3回プロジェクトは月1回だったので，その間情報がないと次のセッションの予想もできず不安だったと思います。同席した保健師さんからは音楽療法に参加すると普段知らない患者さんの面が発見できてよかったですとのコメントをいただきました。また，訪問看護師さんは，当時まだ軽い病状の患者さんには何もすることがなく戸惑っておられたようですが，音楽療法を見て，何も技術を提供するだけが訪問看護じゃないっていうことも学んでいますと言われたので，連携が相互によかったと思います。残念ながら医師との連携はできな

かったのですが，今回は医療分野の音楽療法なので，もう少し医学的なフィードバックがあればと感じました。
Ｄｒ：在宅の場合は主治医との連携がとりにくいかもしれません。
MT E：なかなかです。
Ｄｒ：あとA氏とD氏の場合は保健師さんが同行されたんですか。
MT D：はい。訪問が3〜4週間に1回なので，その間の情報や音楽療法のフィードバックをもらえました。患者さんにとって私はたまに来る人なので，その時間だけ頑張ってくれている部分があり心配したのですが，「大丈夫，あのとき疲れてなかったみたいですよ」と知らせてくれてよかったです。長くなるであろう闘病生活の中で，患者さんの背景を知ると何が必要なのかがわかるので，保健師さんとの連携はよかったです。
Ｄｒ：D氏の場合はどうですか？
MT C：患者さんの夫が声かけをして，音楽療法の日に合わせて保健師さんや主治医，理学療法士さん，相談員などがよく来てくださいました。今の状況などは主に保健師さんやご家族からいただいていました。
Ｄｒ：はい，ありがとうございました。そしたらもう時間がないので，最後に言い残したことであるとか，ALS患者さんの音楽療法について思うことがありましたら。
MT C：研究とはいえ，やっぱり継続ができたらいいのになと思いました。プロジェクト終了でその患者さんやご家族との縁が切れるということで皆さんすごくつらい思いをされたと思うんです。
Ｄｒ：それは申し訳なかったです。
MT C：効果があればあるほど，それで終わりにしないで，何か継続できる手立てがあればいいのにな。どう思われますか。
MT G：私も先生にそれをお伝えしました。
MT A：プロジェクト終了後も自費で継続されている方もいらっしゃいます。ボランティアでも行きたいという方も多いのですが，後で与える影響を考えると，やはりやるべきではないと思います。
MT C：私もボランティアではだめだと思います。財団が助成金を出しているのですから。

ディスカッション

Dr：助成金ですか。それだけ役に立つと思ったら自己負担でも希望されるかもしれないし，間隔をもっととってもいいですね。ALSの音楽療法は1か月に1回くらいでもいいかもしれないし，3か月に1回でもそれなりに楽しみにして待っているということもありますから。今だったらそういう自己負担でやってもらうことになるでしょうかね。

MT A：継続はしたものの経済的に厳しいからとご家族が途中で終結を希望されたケースもありました。保健師さんからも楽器店に問い合わせたが費用が高いので，保険で何とかなりませんかと聞かれました。

Dr：そうですね。何らかの特定疾患なり介護保険のようなものが使えるようになればいいと思います。そのためにはやっぱり音楽療法がいいものだということを患者さん側から声が高まってくるのを期待しています。

音楽療法士ということで正式に行けなかったら，自薦ヘルパーという制度があります。無資格者でもよいので本人が指名した人にヘルパーとして家に来てもらって，自己負担額が1割，あとは公費で出る制度もあります。その枠を使って音楽療法士が行くということもできるかもしれない。ただ音楽療法ということで正式に行くというルートはまだまだ難しい。

確かによかったらよかったなりに継続をしてあげたいなと思うわけです。

MT E：音楽療法はもう8回で終わったのですが，その後奥様から何かとご連絡をくださるので，患者さんが入院されたときも二人でお見舞いに行きました。残念ながら亡くなったので，四十九日が過ぎてから看護師の方と一緒に訪問して，奥様の手料理をいただきながら思い出話などができました。その後もコンサートにお誘いしたりと，セッションで得られた繋がりなのかと思っています。

Dr：やっぱり，そういう助成金や何かの制度が使えるようなるには，その良さを皆さんに理解してもらわなければいけないし，それには体験してもらうのが一番なんです。その体験をしなくても，このカンファレンスの内容を読んだらわかるというふうになるといいですね（笑）。

MT D：スピリチュアルケアって目に見えないじゃないですか。それにご本人とご家族は日常のことで精一杯だから，そういう目に見えないものが一番

最初に切られる。看護とか支援とか目に見えるものはずっと続いても，音楽療法はいらないとなる。

MT F：プロジェクトに参加された皆さんはきっとそうじゃないと実感された方が多いと思います。それをどう伝えていくかが難しい。

MT C：参加された方が「音楽療法っていいですね。音楽療法士さんの仕事がうらやましいです」と言って同人誌などに音楽療法の良さを書いて下さいました。また瀬戸内寂聴さんの〈寂庵だより〉から取材が来て音楽療法のことが載るなど，参加された方々が一生懸命音楽療法はよいと広めてくださっています。

MT D：音楽療法っていいよねって皆言うんですが，何がいいのかを言葉にしていかなければいけないと思いました。

Ｄｒ：それがこれからの課題かもしれません。私自身，ALSの人工呼吸療法を始めて今年で26年になります。呼吸器をつけた患者さんとはつける前，つけてから，亡くなるときまでずっとつきあっています。病気自体はまだまだ治すことができない。将来は治るようになるかもしれないですが，今のところ病気は治せない。だからそれに代わるものというか，先ほど医師の免罪符という言葉も出ましたけれども，その残念な思いを埋めてほしいという気持ちもあるのですが，音楽療法を受けた患者さんをみていて，これだけ満たされるのであれば，病気が治らなくても本人が生きていてよかったと思ってもらえることがあるんじゃないかと，この頃感じるようになったんです。もともと人の寿命は限られているわけですから。病気がALSでなくても人生は限られているわけですし，限りのある命を持つものとして，ALSがあってもなくてもそんなに変わらないんじゃないかという気もしてきたのです。生きていく上での大切なもの，幸せなものというのは，やはり生きていてよかったと思えることじゃないかなと思うのです。そういう面では音楽療法はとても満たすことができ，深く関わることができると思いますし，音楽療法が患者さんの生きる力を高められるんじゃないかと思っています。ALSという病気になって不運だったけれども不幸ではないという言葉を使った人もいます。不運にもALSになったけれど幸せな人生を送れたということに繋がるの

ディスカッション

に音楽療法がとても力を持っているというか，可能性を秘めていると思います。ALSの音楽療法を導入してから13年になりますが，最近，その思いが本当に強くなりました。何回か訪問音楽療法プロジェクトをやって，病院の中だけじゃなく在宅で大勢の音楽療法士さんに関わっていただいた中で，それがかなり共通の感じではないかという思いを強くしています。そういう意味で，音楽療法はとても大きな力を持っているように思います。それを示せるようにすることがこれからのテーマだと思いますし，それを示せるようにいろいろな方法を固めていけたらいいなと思っています。今日はいろいろな面から多くの貴重なご意見をいただき，よいカンファレンスになったと思います。ありがとうございました。

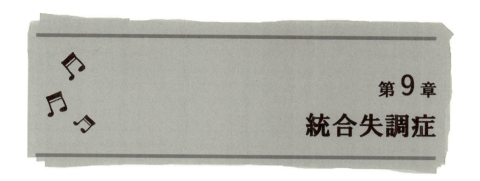

第9章
統合失調症

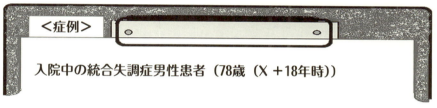

＜症例＞

入院中の統合失調症男性患者（78歳（X＋18年時））

（1）医学的診断と所見

　10歳台より徐々に無為となり，高卒後手伝っていた家業の自転車屋の仕事もできなくなり，閉居するようになりました。家族は病気と認識しなかったため，数十年にわたり自宅で面倒をみていましたが，徐々に易怒的になり，夜間に意味不明の内容を大声で叫ばれるようになったため，ご家族がご本人を連れてX年10月にA病院を受診しました。発症から相当経過した陳旧性統合失調症と診断され入院となりました。病棟では着衣は汚れ，身なりも整えようとされず，入浴も拒否しておられました。自閉が強く，入院後にはいろいろな抗精神病薬を試みましたが，症状はあまり改善されませんでした。X＋5年5月，父親が死去した際，そのことにもまったく無関心でした。現在まで入院を続けています。既往歴に特記すべきことはありません。

（2）音楽療法の目的と経過

　入院中も作業療法（OT）やレクリエーション等の活動への参加は一切拒否されていましたが，音楽の話題になると「音楽は好き」「10人くらい好きな歌手が

いる」と断片的に語られるので，陰性症状の改善を目指して，X＋7年4月より，主治医（兼音楽療法士）による個人音楽療法を開始しました。好きな歌を推測し，歌唱を前提とした伴奏を行いましたが，歌わずに伴奏を聴きながらじっと歌詞に目を通すということが多く，しばらくはそれがご本人にとって一番居心地のよい参加形態のようでした。他にもご本人の希望でピアノ練習や即興なども行いましたが，X＋8年5月以降は，既成曲のピアノ伴奏またはCDによる，聴取または歌唱（徐々に歌うようになった）という形に収束し，おおむね月2回程度の頻度で継続しました。その間には徐々に，「両親いないと寂しいね」とボソッと語る，「両親亡くなって寂しい」と明瞭に述べ流涙する，さらには「音楽を聴いている間はつまらないことを考えなくなる」（つまらないこととは？）「人とどうやってしゃべったらいいか，とか」などと語るようになられました。X＋10年10月には，音楽療法を始めて数年経つが変わった点はあるか？と問うと「物事に積極的になった。今まではおっくうで」と答え，「普段もつまらないことを考えなくなった」とも語られました。しかしその後，担当医の勤務形態の変化や担当音楽療法士の変更などがあり，しばらくは音楽療法の施行も断続的になり，病像はあまり変化ないか，むしろ再度自閉が少し増悪したまま経過していました。

　X＋18年（平成23年，2011年）11月より，セラピスト（音楽療法士）が担当になり，当初はほぼ2週に1回，現在はほぼ週1回の頻度で，再度安定して個人音楽療法が施行できるようになりました。当初の目的を継続し，陰性症状の軽減や発動性向上，社会機能の向上などを目的に，セラピストが担当してから現時点までで合計61回実施しています。

　以前はOTへの参加は一切なく他者との交流もほとんどなく，「おっくう」「人のいるところが苦手」と述べて，終日臥床されていることが多かったです。

　セラピスト担当後の第8回頃から，頻回の声かけによって，時に担当看護師との散歩や買い物に出かけるようになり，徐々に単発ですが音楽鑑賞やパターゴルフなど，OTのプログラムに出られるようになりました。しかしいまだ単発的で自主的な参加には到らず，参加しても他者との交流は見られません。もとより吃音がありご本人が気にしておられたので，発声練習を取り入れるようにしているのですが，主治医や担当看護師の名前や，挨拶の語（「おはようございます」「あの」など）をはっきり発音する練習をしています。まだ大きな変化は見られない

<症例> 入院中の統合失調症男性患者（78歳（X＋18年時））

ものの，指示を続けたところ，自発的にベランダに出て，その日の天気を確認されるようになりました。

発声練習については，単語だけをやっています。最近のセッションでは，「好きな色」というテーマを示しています。毎回必ず3つ言ってもらっていて，例えば「ピンク」が挙げられると，「洋服に選ぶこともある（しかし着ている姿を目撃されたことはない）」とおっしゃるので，「今度選んでみたらどうですか？」と返すとニコッと笑っておられました。このような，お題に合わせて答えるやりとりの他に，軽い体操や，ご本人が「身体を動かしたい」と訴えられるときには，流行歌（例えば『皆の衆』）などに合わせて片足を上げたり止めたりなどの行為を楽しそうにこなしておられます。自ら動くことが増え，ラジオ体操は自発的にされるようになりました。「好きな食べ物」なども自発的に挙げられるようになり，そういうときには吃音が見られません。現在は，家族を交え，今後の退院に向けた話をしていますが，まだ具体的には進んでいません。

（3）音楽療法のセッションの概要

開始前は，自室を出てセッションルームへ移動する際に同室他患者に挨拶をし，ベランダに出てその日の天気を確認したのち，前週のセッション終了時に考えた1週間の過ごし方を実践できたかどうか，そして1週間どのように過ごしたかを確認して，セッションを開始します。

1. 深呼吸および上肢の挙上
   セラピストの弾くピアノのアルペジオに合わせてもらっています。
2. 軽体操
   本人の好む演歌など既成曲を使用。セラピスト担当当初は，提示された動きの模倣をしていましたが，最近は自ら動きを考えて行っています。
3. 発声練習
   担当看護師・主治医の名前や，日常生活で用いる挨拶語や会話文を用い，身振り手振りも交えます。または，「好きな色」「祭」などのテーマを日によって決めて問いかけ，自発的に単語を挙げて発声してもらうようにしています。
4. 歌唱

本人のリクエスト曲やセラピストの提示した曲を使用し，セラピストのピアノ伴奏やCD演奏に合わせて歌います。
5．CD鑑賞
本人のリクエスト曲やセラピストの提示した曲を使用します。歌唱やCD鑑賞の前後もしくは最中に，その日の気分や感情，思い浮かんだことなどを自由に語り合います。
6．クールダウン（深呼吸およびごく軽い体操）
7．その後の1週間の過ごし方（何のプログラムに出るか等）を一緒に考えます。

? セッションでの問題点と疑問点

1．セッション時の患者とセラピスト（音楽療法士）の位置について，考えたほうがよいことはありますか。
2．伴奏時のキーについて，どのような点に配慮して決定したらよいでしょうか。
3．本人に尋ねると「（歌唱よりも）鑑賞のほうが好き」と答えますが，日によっては歌唱を多く取り入れていますが，いいのでしょうか。
4．他者との交流については，現在はまだほとんど見られていません。
　開始前の取り組みや会話文による発声練習をすることで，交流が容易になるよう工夫していますが，他にはどのような，音楽療法ならではの方法が考えられますか。
5．体操時の音楽の使用については，今の方法でよいのか，それとももう少しバラエティに富んだ選曲をしたほうがよいのでしょうか。
6．結果的に，目的に添った具体的な変化が見られる部分もありますが，精神医学的にみて何がどのように作用したと考えられますか。

＜症例＞　入院中の統合失調症男性患者（78歳（X＋18年時））

 ディスカッション

――患者とセラピストの位置について――

セラピスト（音楽療法士，以下，MT）：セッション時の患者とセラピストの位置について考えたほうがよいことはありますか？

医師（以下，Ｄｒ）：まず距離は患者さんの警戒している様子や緊張している様子でも変わってきますが，その患者さんはどんな様子ですか？

ＭＴ：特に緊張している様子は見受けられません。

Ｄｒ：そうですか。そうするとごく自然に，近すぎず遠すぎないところで，本人が安心していられるところに座ることと，セッションのスタイルとして正面に向き合って座るってことはあまりないと思いますけれども，少なくとも対面は避けて横90度から横になるぐらいで，自然にいられる位置で座ってもらうのがいいのではないかと思います。

ＭＴ：現在は，私の真横から少し斜めに約45度の角度で，視界に入るくらいの位置に座っていただいています。

Ｄｒ：まず不安や緊張感を高めないという点ではそれでいいと思うので，あとは活動内容によって聴取であったり歌唱の伴奏であったりするときに，音量的にほどよい音量になるような活動をすれば，よいのではないかと思われます。

――キーの設定について――

ＭＴ：伴奏時のキーの設定について，どのような点に配慮して設定したらよいでしょうか？

Ｄｒ：一般的には女性は低めのファの音から上のシのフラットぐらいまで，男性は低めのソの音から上のドの音ぐらいまでと，よく言われていますが，かなり個人差があるので，だいたいそれを目安にしつつ，その人がどのあたりまで出るかということで決めるのが1つということと，曲によっては高い低いで決めるのではなく，どのあたりの領域の音をたくさん使

139

うか，たくさん出てくるかによっても変わってくると思います。つまり，範囲の上のほうの音のメロディがあまりにもたくさん続くような場合だと，ちょっと高い音が続いて苦しくなるようなケースがあるので，そういうときは上下の範囲とはまた別な考え方で，少し低めに設定したりとかということをするようになると思います。

ＭＴ：伴奏についてキーの設定以外で気をつけたほうがよい点はありますか？

Ｄｒ：患者さんの機能の障害の程度にもよりますが，音楽のピアノの歌唱伴奏はやはり１つの情報であり，統合失調症の方はその情報処理，認知機能の程度の障害の程度がいろいろなので，かなりシンプルにしたほうがよい場合もあれば，比較的豊かな和声や内声の工夫をしたほうがいい場合もあります。それはやはり，患者さんに歌ってもらったり，患者さんが伴奏のピアノを聴いているときの様子で，少し緊張を感じていたり少し抵抗を感じているような様子があるかないか，自然に安心してその伴奏を受け入れている様子があるかどうかなどによって，決めていくことになると思います。また，あまり子どもっぽい演奏だと患者さんはたいていの場合は飽きてしまったり，極端に言えば子ども扱いされているような印象を持つことがあるので，成人の患者さんだったら，音楽的にも比較的しっかりした表情を持った伴奏をしたほうがいいと思います。あとは患者さんの障害の程度からそのときの情報処理，受け入れているときの態度や様子で臨機応変に工夫して，その場で一番いいという伴奏型を探していくことが大事だろうと思います。

──歌唱か鑑賞か──

ＭＴ：本人に尋ねると，歌唱よりも鑑賞のほうが好きだと答えますが，日によっては歌唱を多く取り入れています。問題ないでしょうか？

Ｄｒ：まず，鑑賞のほうがいいとおっしゃるその表出は，もちろん尊重する必要はあると思います。ですが，歌唱を明確に拒絶していなければ，歌唱を促してみるのも悪いことではないと思います。これも患者さんの様子次第ではありますが，明確に歌唱は嫌だという拒絶をしているときに強引にもっていくようなことがあれば，その後の音楽療法はもう続かなく

<症例> 入院中の統合失調症男性患者（78歳（X＋18年時））

なる可能性があるものの，「どちらかと言えば鑑賞のほうがいい」という程度で言っている場合，例えばそうは言いながらもちょっと歌ってみたいとかそういう気持ちを持っていることもありますので，その様子を見ながら歌唱を入れる度合いとか促し方を工夫して取り入れるのはありうると思います。やはり本人の抵抗や緊張が少なければ，歌唱は当然その内面の表出に，よりつながることになるので，本人の無理のない範囲，緊張感を高めない範囲で歌唱に誘導するのはよいと思います。

ＭＴ：たとえば初めの頃は，歌唱することへの抵抗があり緊張が高まる様子であっても，たびたび繰り返すことにより歌唱すること自体に慣れてくることもあるかと思いますが，そのあたりはどうでしょうか？

Ｄｒ：その当初の歌唱に対する緊張があまりにも著しければ，もちろんやらないほうがいいと思いますが，音楽療法に限らずリハビリテーション一般に言えることですが，その人の対応可能な負荷の少し上くらいの課題，ほんの少しの努力で解決できる課題を繰り返していく程度に抑えておきながら少しずつ進めるのがよいので，そういった強い負荷ではなく，ほんの少しの前進で越えられる程度の負荷の範囲内で歌唱を促し続けてきたということであれば，それはよいと思います。

――他者との交流について――

ＭＴ：他者との交流については現在ほとんど見られていません。開始前の取り組みや会話文による発声練習をすることで交流が容易になるよう工夫していますが，他にどのような，音楽療法ならではの方法が考えられますか。

Ｄｒ：まず，お気づきかもしれませんが，開始前の取り組みとか会話文の練習などはSST（ソーシャル・スキルズ・トレーニング）に近いところがあるだろうと思います。それで音楽療法がどこまでを担うかということによって変わってくるのと，どういうニーズで音楽療法が依頼されてきたかにもよると思いますが，必ずしも音楽療法が全部を網羅しなくてもいいという考え方に基づくならば，もう一歩，他の活動につながっていけるようにサポートしていけるというのが音楽療法の１つの役割である

ということができると思います。一対一の音楽療法で社会性の獲得にはどこかに限界があるかもしれないので，むしろ集団の何らかの精神療法やOTなどへの参加などにつなげるというのが1つの役割かもしれません。もう1つは，もちろん療法士とのやりとりの中で，社会的なロールプレイ的なやり方を増やしていくという方法はあると思います。それが，音楽があることでうまくいくというケース，逆に言えば音楽がない場合だとうまくいかないケースもあると思うので，音楽が安心感をもたらしてくれることや，音楽があることで三項関係が成り立つなどの関係性をうまく使うことでそういった社会性の改善を目指した形はあるでしょう。あと，もう1つは個人ではなく，だんだんと少人数の集団の音楽療法につなげていくという手もあると思います。そうすると同じ曲について相互のクライアントさんのやりとりなどを交えながら相手の発言を待つとか，相手の視点に立って発言をするような自然な機会ができるとかそういったことの可能性がありますね。

——体操時の音楽の使用について——
ＭＴ：体操時の音楽の使用について今の方法でよいのか，それとももっとバラエティに富んだ選曲をしたほうがよいのでしょうか。
Ｄｒ：いつもと違う伴奏で体操をやったことはありますか？
ＭＴ：あります。即興でアルペジオにプラスして右手でメロディ的な要素を入れたこともありますが，反応が今ひとつだったことと，いつもと違うということで多少戸惑う様子が見られました。
Ｄｒ：むしろ毎回同じように，ほぼ同じように伴奏するほうが，患者さんは安心してできる様子があるということですか？
ＭＴ：はい。そのように見受けられました。
Ｄｒ：わかりました。そうであればそのままでいいのではないかと思います。これもやはり患者さんがどのぐらい緊張するかとか，意外に統合失調症の患者さんは飽きにくいような印象もあるので，同じものを繰り返して飽きるんじゃないかなということを，そんなに強く心配しなくていいケースが多いようにも思いますし，今の患者さんが実際にいつも同じよ

〈症例〉　入院中の統合失調症男性患者（78歳（X＋18年時））

うな伴奏のほうが安心する様子があるのならばそれでいいと思います。統合失調症の方の音楽の特性としては，割と常同的な音楽表現になるという報告はこれまでされたこともあって，いつも同じような感じで枠付けしているほうが安心するという面が多少なりともあると思うので，その方に，そういった面がある様子だったら，そのままでよいのではないかと思います。

ただ長くやっていくうちに飽きてくるということはありうるので，そのときはまた患者さんとともに試行錯誤して安心できる伴奏型を探していくといいと思います。

──精神医学的にみて何がどのように作用したか──

ＭＴ：結果的に目的に沿った具体的な変化が見られた部分もありますが，精神医学的に何がどのように作用したと考えられますか？

Ｄｒ：その変化の例を挙げてみてもらえますか？

ＭＴ：いくつかありますが，1つめは，担当ナースより「最近，散歩に誘うとすぐに行くようになりました」と報告を受けました。

Ｄｒ：統合失調症の音楽療法の，例えばコクラン・ライブラリーの報告などを見ても，主に全般的状態，陰性症状それから社会機能などが有意に改善すると報告されているので，いくつかある陰性症状の中のうちの，例えば発動性が向上するといった効果が現れているだろうというふうに考えることはできます。何がどう作用したかは仮説を提示するぐらいしか現時点ではできないかもしれませんが，やはり1つには音楽のもたらす安全感，安心感です。統合失調症の方のベースにあるのは時間的に先にあるものに対する強い不安や緊張が基本になって自閉的になってしまうという側面があると言われていますので，やはり安心できる音楽構造を持った音楽体験の繰り返しは，そういった陰性症状の軽減につながるのではないかと思います。他にもありますか？

ＭＴ：はい。音楽療法場面でセラピストとのコミュニケーションややりとりも何か影響しているんでしょうか？

Ｄｒ：確かに音楽の体験だけの効果ではないと思います。もし，音楽体験のみ

であれば，自分の部屋でCDを聞いたり一人で歌ったりしても同じ効果が上がるということにもなりますが，やはり患者さんは「一人でそういうのをやるのとは意味が違う」というようなことをおっしゃる方は多いです。なので，療法士が介在して音楽体験をともに共有するところに意味があるように思われます。するとそれは単に音楽を聴いたり歌ったりするというだけではなくて，セラピストとともにその作業をするとか，その前後にその音楽やその音楽から連想したテーマなどを取り上げてコミュニケーションをするといった，音楽の安全保障感が維持された中でのいろいろなやりとりの中から，「自分はもっと表現してもいいんだな」「人とやりとりしても安全なんだな」「大丈夫なんだな」という体験になっていっているだろうと思います。それらが音楽療法場面でのコミュニケーションをより可能にしていく理由なのかもしれないです。
他にも何か変化はありますか？

ＭＴ：20年近く入院していて初めて，OT活動へ継続的に参加できるようになりました。はじめの頃は担当スタッフが何度も声かけして，ようやく自室から出るような様子でしたが，次第にお迎えのスタッフの顔を見ただけで出るように変化し，さらに自らOTの部屋に来たことも一度だけでしたがありました。

Ｄｒ：先ほど少し触れたコクランなどの報告で社会機能の向上が見られると報告されているとお話ししましたが，おそらくそこに一致する，もしくはそれに近いような変化だろうと思います。これらもやはり辿っていくと陰性症状の改善とつながりがあるようにも思います。緊張感，緊迫感が軽くなることで，他者への拒絶や抵抗感，拒否感が軽くなり，しかも音楽療法場面で人と安心して何かを共有して時間を過ごす体験を繰り返すことで，音楽療法士以外の他者とも安心していられるのかもしれないということを感じ取って，その上での変化なのかもしれません。

ＭＴ：音楽療法中やセッションの前後にOTの日程を一緒に確認するなど，やりすぎない程度に何度も参加を促していたのですけれど，そういった声かけの継続も何か影響しているのでしょうか？

Ｄｒ：やはり最初にお話した内容と同じですが，本人の緊張感を過度に高めた

<症例> 　入院中の統合失調症男性患者（78歳（X＋18年時））

　　　り拒絶を誘発するようなことがないように安心できる安全保障感に配慮
　　　しつつの促しであれば，それらもよいほうへ作用したと思います。そう
　　　いったことが安心感を伴いながら行えることも，音楽療法ならではの特
　　　徴の1つかもしれないです。
MT：軽体操で使用する動きや，発声練習で使用する単語をみずから複数提案
　　　するようになりました。
Ｄｒ：陰性症状の中には興味関心の低下や，あまり響きのよくない言葉ですが，
　　　思考内容の貧困化などと呼ばれる症状があります。それらもやはり改善
　　　してきていることの現れだろうと思います。
MT：寝ているばかりでなく外に出たい，運動したい，OT参加が楽しみに
　　　なってきたなどの発言が聞かれるようになりました。
Ｄｒ：これらももちろん陰性症状とのつながりが大きいと思いますが，発動性
　　　の向上やそれから陰性症状に限らず精神症状一般で，精神障害一般でよ
　　　く起こるのが快楽消失という症状で，楽しいという感覚がなくなる，統
　　　合失調症に限らずうつ病などでも生じますが，そういったところにも変
　　　化が出てきているのだろうと思います。やはり，楽しみになってきたと
　　　いう表現をしているところが特に注目してもいいように思います。やっ
　　　ぱり音楽療法が楽しいという体験を提供できるのは他の療法と比べても
　　　特徴的でもあるので，特にそういった面での効果は大きいのかもしれま
　　　せん。

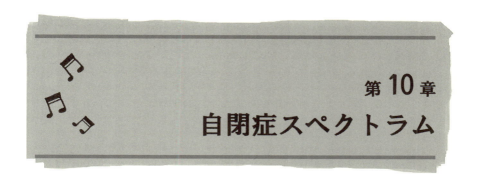

第10章 自閉症スペクトラム

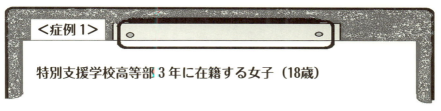

＜症例1＞
特別支援学校高等部3年に在籍する女子（18歳）

（1）医学的診断と所見
▶ 診断：自閉症スペクトラム，知的障害

　簡単な言語指示を理解して従うことは可能で，表出言語は単語または決まったパターンの2語文（おうち帰る，ママ来る，トイレ行く，など）を早口で伝えますが，反響言語（エコラリア，オウム返し）も多く見られます。本や愛用の紐を離さず持ち歩き，紐を振っていると安心するようです。

　日常生活における主な問題点は情緒の不安定で，高等部入学後から顕著になり，どこでも服を脱ぎたがる（特に暑い夏の時期），メソメソ泣く，ハイテンションになる，突発的に部屋から飛び出すなどが多発するようになりました。現在は投薬を受けていますが，日によって気分の変動が大きいようです。

（2）音楽療法の目的と経過
　音楽療法を通じた情緒の安定，セッションの活動を落ち着いて行うことが，現在の目標です。母親は，好きな音楽を通して自信をつけ，日常生活の中での意欲の向上を目指すことを希望しています。音楽はどのジャンルも好きで日常的に親

しんでいます。

◆ 音楽療法のセッションの様子

　月2回の個別セッション（母子分離）を音楽療法士2名で約4年間継続しています。リクエスト曲を中心に歌や楽器で自由に表現させて自己表出を促し，また順番に演奏したり交代に演奏したりすることで他者とのやりとりを図っています。

　セッション中，お気に入りの太鼓の活動を笑顔で活発に行っていたかと思うと，突然「ママ（がもうすぐ帰って）来る？」（セッションの間，母親は通常どこかに出かけている），「おうち（に）帰る？」などと泣き出したり，部屋を飛び出したりすることが多発するようになってきました。音楽療法に来ることを嫌がっているわけではなく，むしろ楽しみにしていて，来る前には自分から「行く！」と言うそうです。また，セッション開始時に母が部屋を出ていく際には，特に不安を示すことはありません。

（3）音楽療法のセッションの概要

1．始まりの歌（着席して）
2．歌唱
　　本人のリクエスト曲による。童謡・唱歌，ポップス，フォークソング，演歌など，年代を問わずジャンルも幅広く，家庭でよく耳にしている曲を次々と要求する。
3．太鼓・シンバル
　　本人のリクエスト曲で叩く。
　　気分次第だが，力任せにアップテンポで叩くことが多い。逆に，あまり叩く気分になれず手が止まっていることもある。歌に集中して手が止まっているときには，楽器を視界に入るように提示したり，声かけをするなどして誘いかける。セラピストと交互に叩くなど他者とのやりとりも交えて行う。
4．小打楽器
　　演奏したい楽器を選択する。または，曲に合うような楽器を本人が選び演奏。セラピストに楽器を選んでくれることもあり，その時は交代で演奏を行う。歌唱を伴う。

＜症例1＞　特別支援学校高等部3年に在籍する女子（18歳）

5．終わりの歌（着席して）

どの活動も本人のリクエスト曲によるものを使用。次々とリクエストが出てくるので，1つの活動につき，ほとんど間を空けずに行うことが多い。また，気分が落ち着かないときは離席が多いので，歩きながら歌ったり，不安そうにしているときなどはピアノを弾いているセラピストの横に並んで参加することもある。

❓ セッションでの問題点と疑問点

1. 音楽療法中に落ち着かないときの対応
   セッション中に母のことを思い出して活動に集中できないことがある。納得してもらう方法や，気持ちをうまく逸らして活動に参加してもらうにはどうしたらよいか。
2. 部屋の構造上ある大きな鏡が気になり，そちらが気になってしまうことがある。
3. こだわりや欲求が満たされないときの問題行動について
   自閉症スペクトラムだからなのか，それとも他に原因があるのか。情緒不安に対しての音楽療法での対応について教えてもらいたい。

ディスカッション
（音楽療法のビデオを供覧しながら）

――母親との関係――

音楽療法士（以下，MT）：セッション開始後しばらくすると，突然，ふっと思い出したように，「（おうちに帰って）お風呂（に）入る」，「ママ，ママ」とか言ってメソメソし始めます。外に出ようとすることもあります。体も大きいので，力ではかないません。「じゃあ，ママが戻っているかどうか，見て来よう」と言って，一緒に（駐車場の）車のところに行き，

　　　　母親がまだ帰っていないことを確認しないとおさまらないこともあります。
医師（以下，Ｄｒ）：まだ，母親と分離されることに不安があるんでしょう。体は大きいけれど，まだまだ，お母さんにべったりくっついていたいという気持ちが強い。18歳ですが，自閉症スペクトラムでは社会的な発達はかなり遅れるので，年齢よりずっと幼いんです。
ＭＴ：セッションの活動を落ち着いて行うためには，どうすればよいでしょう。
Ｄｒ：母親に見守られているという安心感を持たせることが必要でしょう。例えば，母親の代わりになる物，写真や絵とか，この子の実際の母親のものでなくても，一般的な母親の絵とか，ぬいぐるみとかでもいいかもしれませんが，そういう代わりの物をそばに置いて，不安になってきたら，「ほら，ここにお母さんがいるよ」と言って見せると，お母さんと一緒だという気持ちになれるかもしれません。
介護職員（以下，ＣＷ）：母親の声で「もうすぐ帰ってくるよ」とか録音しておいて，不安になってきたら聞かせるとか。
Ｄｒ：あるいは，お母さんと○○して遊ぼうとか，お母さんとおうちに帰ろうね，とかいう即興の歌や演奏で，母親に関係した音楽活動をするというのも１つの案です。以前，別の自閉症スペクトラムの子で，「おばあちゃんの家に行く」と言ってパニックを起こして活動ができなくなったときに，「おばあちゃんの家に行こう」という歌や演奏で活動をすると，パニックがおさまって機嫌よくできるようになったということがありました。
　また，別の方法として，セッションの時間を決めて，例えば，「時計の針がここに来たらママが帰ってくるよ」と説明して，子どもが落ち着かなくなってきたら，「ほら，もうちょっとだよ」と言って時計を見せるとか。
ＣＷ：母親と一緒にセッションをやったことはないんですか。
ＭＴ：ないです。母親が戻ってきたら表情が一変します。でも，母親にべったりくっついているので，一緒に活動するのは難しいかもしれません。
Ｄｒ：母親は，子どもさんを一人で活動させたいために，わざと席を外してい

＜症例１＞　特別支援学校高等部3年に在籍する女子（18歳）

　　　るんじゃないでしょうか。
ＭＴ：そうかもしれません。母親からは，いろんな人と交わってもらいたいという希望があるので。
ＣＷ：母親は，自分がいなくても，（他の人とでも）やっていけるようになってほしいと思っているのでしょう。
Ｄｒ：障害の有無にかかわらず，どの母親も，子どもに早く自立してほしいという気持ちが強い。でも，そうやって無理に自分から離そうとすると，かえって子どもがひっついてくる。子どもを十分に満足させてやらないと，離れられないんです。特に，この子のように体が大きくなると，親の自立への思いは非常に強くなります。しかしながら，年齢は進んでも，社会的にはまだまだ幼いので，ある程度は受け入れてやらないとうまくいかないんです。

――鏡と自己認識――
ＭＴ：セッションの場所は，一方の壁がバレエの練習用に大きな鏡になっていて，その鏡に映った自分の様子をじっと見ていることがよくあります。
Ｄｒ：鏡（に映った自分の姿）をさわろうとしませんか？
ＭＴ：そういうこともあります。
Ｄｒ：鏡に向かって，百面相のように，自分の表情をいろいろに変えて映すことはないですか？
ＭＴ：それはないです。
Ｄｒ：ヒトは通常，1歳半くらいになると，鏡に映った自分の姿を見て自己と認識できるようになりますが，自閉症スペクトラムでは自己と他者の区別が可能になるのがかなり遅れる場合があって，こういった現象が観察されると考えられます。チンパンジーなども，大人になると鏡に映った自分の姿を自己と認識できるようになりますが，子どものうちは，鏡に写った姿を他人と思うので，鏡を見て逃げ出したり，威嚇するような行動をとったりするのです。大人のゾウやイルカでも，鏡に映った自分の姿を自己と判断できることが報告されています。
ＭＴ：部屋の構造上，鏡を覆うことができないので，鏡のほうを見たまま，よ

そ見をして楽器を演奏していることがよくあります。セラピストと二人で演奏していても，セラピストのほうを見ないで鏡を見ています。
Ｄｒ：楽器の配置やセラピストの位置を鏡の前にして，鏡に映った自分の姿が見えないようにブロックしたらどうでしょうか。

――高校入学後の不安定――
ＭＴ：高校に入ってから情緒が不安定になって，１年生の夏に服を全部脱ぐという行動が激しくなったので，上下がつながった服を着ています。トイレに入るときにも服を全部脱ごうとする。それから，セッションに来る前に車でコンビニに寄って本を買うのが習慣のようになっているんですが，あるとき，買わないでセッションに行こうとすると，荷物を放り出して急に車から道路に飛び出したり，家以外のトイレには入れなくなったり。それで，現在は投薬を受けています。
ＭＴ：情緒が不安定なのは，自閉症スペクトラムのためなのか，それとも何か他に原因があるのでしょうか？
Ｄｒ：自閉症スペクトラムの子は，環境が変わると不安定になることがよくあるので，そういうことなのか，自閉症スペクトラムにかかわらず一般の子どもも思春期になると不安定になることがあるので，そういうこともあるかもしれない。
ＣＷ：高等部は中等部と大分違うのではないですか。
ＭＴ：高等部では学校でやることが結構変わって，内容がちょっと高度になっているかもしれない。実習での疲れや体調によっても随分不安定になるようです。すごい気分がハイになって，セラピストの顔を見たとたんに，「こんにちは」と言って動き回るかと思えば，ずっとメソメソしていることもある。
Ｄｒ：叩いたり，つねったり，物を投げたりはしないですか？
ＭＴ：それはないです。情緒不安に対してどう対応したらいいのでしょうか。
Ｄｒ：月２回の音楽療法だけで情緒の安定を図ることは，頻度が少なすぎて，なかなか難しいでしょう。環境の調整や服薬によるコントロールなどとの併用が必要です。アメリカの音楽療法の学会で，自閉症スペクトラム

<症例1> 特別支援学校高等部3年に在籍する女子（18歳）

　　　　に対するセッションの頻度について議論しているのを聞いたことがあり
　　　　ますが，週1回では難しい，週2回はやらないと，と言っていました。
　　　　学校や作業所・家庭などで，気に入らないことを強制的にやらされると
　　　　いったことがないかどうか。嫌なことを無理にやらせようとしないで，
　　　　できるだけ本人に納得してもらって，やってみようかなという本人の興
　　　　味を引き出すようにする，といった配慮が必要になります。そういう生
　　　　活全般を見直しながら，好きな活動を思い切りやることで，気分が晴れ
　　　　て少しでも安定したらと思います。ビデオを見る限りでは，この子は，
　　　　太鼓を叩こうと言うと太鼓を叩くなど，指示されたことはそれなりに
　　　　やっているように見えます。
MT：もう何年も音楽療法に来てもらっているのに，何もできていないような
　　　　気がして，音楽療法で何ができるのか，何がしてあげられるのかなと思
　　　　います。
Ｄｒ：別に音楽療法を嫌がっているわけではないようなので，音楽療法の活動
　　　　を楽しんでやってもらうことで，少しでも気分がよくなればと思います。

▶ その後の対応

1．「おうち帰る」，「ママ来る？」に対して
　　活動の予定カードを見せ，「これが全部終わったらママ来るよ」と声かけを
　　すると納得して参加できることもありました。
2．「お風呂入る」に対して
　　既成曲を替え歌にして「お風呂に入ろう〜」という歌詞にして歌うと乗って
　　きました。
3．「トイレ行く」に対して
　　好きな曲を次々と提供し，間を空けないようにすると次第に歌のほうに夢中
　　になり，いつの間にか忘れていたようです。
4．「かゆい」に対して
　　カバサでかゆいと言うところを擦ってあげると，嫌がらず，むしろ楽しんで
　　「ここもかゆい」と，カバサで擦るよう要求し，またそのやりとりを楽しむ
　　活動に発展しました。

5．あるキャラクターのパペットをかわいがっていたので，そのパペットと一緒に演奏すると次第に気持ちが乗ってくることがありました。

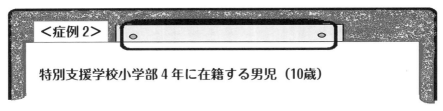

＜症例2＞ 特別支援学校小学部4年に在籍する男児（10歳）

（1）医学的診断と所見
▶ 診断：自閉症スペクトラム，低出生体重児

　出生体重は1360gと低出生体重児です。生下時にチアノーゼがあり，保育器に40日間収容されました。けいれんはありません。頭のすわりが5か月，寝返りが8か月，はいはいが9か月，独歩が1歳4か月と少しゆっくりした発達です。日常生活における主な問題点は，表出言語が少ないことです。

（2）音楽療法の目的と経過
　発声や発語の促進が目的です。

◆ 音楽療法のセッションの様子

　5歳から母同室の個別セッションを月に1回の頻度で実施しています。

　音楽療法を開始した5歳頃は，丸いものを転がしては追いかけるという行動がよく見られました。課題が難しかったり，思い通りにならなかったりするとイライラした様子でピョンピョン飛び跳ねたり，「イー！」という奇声をあげることもよくありました。要求はクレーン（手を引っ張っていく）が主ですが，シーツブランコのような気に入った活動では，「やって」と（言っているように聞こえる）音声で表現することもありました。また，指示すると着席もできました。

　この時期から模倣行動はよく見られましたが，向かい合って相手の動作を模倣するのは難しく，セラピストの横に来て模倣しようとしていました。また，何で

<症例2> 特別支援学校小学部4年に在籍する男児（10歳）

も模倣になってしまい，自由な表現はあまり見られませんでした。
　最近は，離席したり勝手に動き回ったりすることもほとんどなく，指示をよく聞いて活動に取り組めています。やりたい活動を，複数の写真や絵の中から選択することもできるようになっていますが，選択するものはいつもほとんど同じものです。また，向かい合っての模倣ができるようになってきました。ただ，発声や発語を促進するという当初からの目的は，あまり達成できていません。以前は言語療法や作業療法も受けていましたが，それらはすでに終了になっています。

（3）音楽療法のセッションの概要
　あらかじめ，セラピストが活動の見通しをつけるために予定表を提示して，予定表の理解ができてきたところで，2択にして選択を促すという形で進めました。

1．始まりの歌（着席して）
2．セラピーボール（前庭・固有覚刺激，発声・要求，体幹のコントロール）
3．状況に応じて以下の楽器の活動を実施する
　3a．マレットを持って，小打楽器・打楽器類（マラカス，ギロ，アゴゴ，タイコ，シンバルなど）を叩く。
　　　模倣を促す。
　　　力のコントロールを促す。
　　　色・形の弁別を促す。
　　　楽器の提示移動で追視を促す。
　　　セラピストや母と順番に演奏する。
　3b．クワイヤホーンを吹く
　3c．ペープサート，歌カードの活動
　　　発声，ジェスチャー，認知力の向上をねらう。
　3d．オーシャンドラム，レインスティックの活動
4．終わりの歌（着席して）

❓ セッションでの問題点と疑問点

1. 奇声のような発声が少なくってきて，セラピーボール上でやわらかな発声が見られたり，『こぶたぬきつねこ』の歌では動物に合わせたジェスチャーが見られるようになってきているので，それをうまく発語へ持っていくにはどうしたらよいでしょうか。
2. セラピストとの手の打ち合わせや，母に要求するときにものすごい力で叩いてきます。加減の理解が難しいのですが，力のコントロールとして中くらいを教える方法はありますか。
3. 「色」が存在しているのはわかっているようですが，正確に認知はしていないようです。母から「信号の色くらいは理解してほしい」との訴えがあります。色の認知方法の段階について教えてください。
4. 模倣はよくできますが，自由な表現ができません。自己表現を促すにはどうしたらよいでしょうか。

ディスカッション
（音楽療法のビデオを供覧しながら）

――発声と発語の促進――

音楽療法士（以下，MT）：言葉の理解は少しあって，具体的なもの，例えば，フルーツの形をしたマラカスで活動しているときに「イチゴを取って」と言うと，確実にイチゴのマラカスをくれます。でも，もう少し抽象的なもの，例えば色の名前とかはまだわからないようで，同じ色のものを一緒に集めることはできますが，「赤を取って」と言っても取れません。

医師（以下，Dr）：エコラリアはないんですか。

MT：最近，セラピストが「ア」とか「マ」とか言うと，こちらの口を見て，口の形をまねしながら，ア行，マ行，パ行，カ行の1音なら発声できるようになりました。でも，意味のある単語の模倣はできません。

<症例2> 特別支援学校小学部4年に在籍する男児（10歳）

Ｄｒ：「ア」とか「マ」という単なる音の模倣は，何も言わないよりはいいけれど，あまり意味はないので，意味のある音声の模倣，例えば，車の絵を見せたり車にかかわる音楽を聞かせたりしながら「ブー」と言って，それをまねさせるというように，意味のある，言葉の一部の音声をまねさせるほうがいいでしょう。そうやって，車の絵を見て「ブー」と言えるようになると，それは1音ですがすでに言葉と同じものなんです。

ＭＴ：音楽を聞いて，その音楽に関係した絵カードを取ることはできますが，言葉は出てきません。例えば，犬のおまわりさんなどの音楽を聞かせて，ワンとかニャンとか言わせようとするんですが，声は出てきませんね。

介護職員（以下，ＣＷ）：喃語のようなものは言いませんか。

ＭＴ：あまり聞かないですね。

Ｄｒ：指差しはどうですか。

ＭＴ：ピアノ演奏をもう1回やってほしいときにはピアノを指差します。でもそれは，そうするように教えてきたからできるので，それ以外のものを指差ししているのは，あまり見たことがありません。

Ｄｒ：こちらが指差したほうを見ますか（共同注意）。

ＭＴ：それはできます。

Ｄｒ：バイバイのようなしぐさはしますか（模倣）。

ＭＴ：例えば，『こぶたぬきつねこ』の歌で，たぬきと言うとお腹をポンポコ叩いたりします。声は出ませんが，しぐさはできます。

Ｄｒ：歌は歌いますか？

ＭＴ：カエルの歌を歌っていると，模倣して歌っているように聞こえるときもありますが，自分から歌うことはないですね。

Ｄｒ：発語が非常に少ないから，サイン（ジェスチャーやしぐさ）などを使って代替言語でやっていくほうがいいでしょう。手話が言語と同じ機能を持っているように，サインで自分の意思を相手に伝えられれば，それは言語と同じです。

ＣＷ：学校ではサインを使うんでしょうか。

ＭＴ：わかりませんが，終わりとか，ちょうだいとかはしぐさでやっていますね。

Ｄｒ：サインが出るようになれば，それに言葉や言葉の一部の音を添えていく。

ただ，指差しや喃語のような，発語の前段階がまだ獲得できていないので，10歳という年齢を考えると，言語の獲得はかなり難しいでしょうから，サインだけでもオーケーです。この子に関わっている人たちで同じサインを共有するとなおいいでしょう。

MT：今，色の名前を教えようとしているんですが，なかなかうまくいきません。

Ｄｒ：色の名前を覚えてほしいという保護者の希望があるようですが，同じ色のものを一緒に集められるようですので，色自体は理解していると思います。ただ，色の名前を覚えるという必要性は，この子ができるようになってほしいことの優先順位からいうと，あまりないような気がします。本人にとって切実であったり，切迫した必要性があったりしないと，なかなか覚えられないし，理解できないものです。言葉でも，最初に言えるようになるのが「ヤダ」だったりしますから。要求が強くないと覚えないし，どうしても必要に迫られると（言葉が）出てくるということもあります。たまに，指差しも共同注意も模倣も言語理解も，発語の前提になる条件をすべて満たしているのに，いつまでも発語が出てこないという子がいます。そういう子を見ていると，言葉を発しなくても，要求を自分で満たせたり，周りがやってくれたりして，必要に迫られないから言葉が出ないのかな，なんて考えることがあります。

CW：色って難しいでしょうね。

Ｄｒ：色の名前には何も必然性がないですから。実際，日本では「あか」と言ってもアメリカでは「レッド」というし，フランスでは「ルージュ」と言うように，同じものをまったく違う名前で呼びますから。まあ，言葉には，みんな多少ともそういう性質がありますけれど。

――力のコントロール――

CW：この子はあまり動きまわったりせずに，落ち着いて活動できますね。

Ｄｒ：おとなしいタイプの自閉症スペクトラムのように思われます。

MT：それでも，今までやっていない新しい活動をしようとしたり，いつもの活動を少し変化させようとしたりすると，表情が変わり，「イー」というような奇声を発して嫌がります。以前はそうなるとピョンピョン跳ね

＜症例2＞　特別支援学校小学部4年に在籍する男児（10歳）

　　　　回ったり物を投げたりしてパニックになったのですが，最近はそれでも
　　　　何とか切り替えて，新しい活動ができるようになってきました。
Ｄｒ：（ビデオでは）新しい活動を始めるときは不安そうでしたが，そのうち
　　　　奇声も出なくなって落ち着いて活動ができていました。すばらしいです
　　　　ね。
ＭＴ：例えば太鼓を叩くときに，大きく叩こう，小さく叩こうと言うと，叩き
　　　　方を変化させることはできるんですが，適度とか中くらいというのは，
　　　　どうやったらできるんでしょうか。
Ｄｒ：それは難しいでしょう。行動面の問題が目立つ子の場合は，そういう活
　　　　動が必要かもしれませんが，この子はおとなしいから，そういう活動は
　　　　必要ないような気もします。
ＭＴ：母親から，力のコントロールというか，加減ができるようになってほし
　　　　いという要望があるんです。
Ｄｒ：何か具体的に困っていることがあるんでしょうか。
ＭＴ：何かやってほしいときに親御さんの体をギュッと思い切りつかんだり，
　　　　ものすごい大きな奇声を出すので周りの人がみんな振り向いたりするの
　　　　で，何とかならないかなと。
Ｄｒ：それはおそらく，力のコントロールということとは直接関係なくて，不
　　　　安があると奇声が出たり，要求をうまく伝えられないからギュッとつか
　　　　んだりするので，そのあたりも一緒に解決しないと無理でしょうね。例
　　　　えば，お腹がすいたら自分のお腹を叩くというように，何か別の方法で
　　　　要求を伝える方法を教えるとか，そういうことで解決していくほうがや
　　　　りやすいでしょう。

――模倣――
ＭＴ：この子は最初，向かい合っての模倣ができませんでした。
Ｄｒ：自閉症スペクトラムでは，模倣ができるようになるのが随分遅れること
　　　　があります。症例1のところでお話したように，自他の区別も遅れるた
　　　　めか，質的に異なった模倣になることもあります。例えば，バイバイを
　　　　まねするときに，手のひらを自分の方に向けて手をふる，つまり，自分

が観察したのとまったく同じ動作が自分に見えるように模倣することなどがよく知られています。

　模倣は，人の社会性の発達と深い関係があり，すでに新生児のときから，相手が口を開けたり舌を出したりするのをまねする新生児模倣が見られます。新生児は寝ていることが多いので，実際に新生児模倣を見る機会は，あまりないかもしれません。その後，9か月くらいになると，手足を使ったより高度な模倣が見られるようになります。近年，模倣を可能にしている脳内機構について目覚しい研究の進歩が見られ，ミラーニューロンというシステムが発見されました。自閉症スペクトラムもこのシステムの障害ではないかという仮説が提唱されています。

ＭＴ：模倣はよくできていますが自由な表現ができません。楽器演奏でセラピストが演奏をやめると一緒にやめてしまいます。自己表現を促したいのですがうまくいきません。自由な表現は求めないほうがいいのでしょうか。

Ｄｒ：周りの人がこの子の模倣をして，それにこの子が気づくようになると，自分の模倣をしている相手に笑いかけたり，本当に自分のまねをしているかどうか確かめるために，自分の行動を変化させたりするようになってきます。それが，人とのつながりにもなり，自己表現にも発展していくことにもなるので，この子のまねをして，それに気づかせるにように仕向けていくのも1つの方法かと思います。

——こだわり——

ＣＷ：この子とは直接関係ないのですが，特別支援クラスの指導で自閉傾向のある児童に対し「こだわりくずし」をすると聞いたことがありますが，意味があるんでしょうか。

Ｄｒ：どういうこだわりによるでしょう。危険を伴うこととか，どうしても困る行動であれば，何らかの対処が必要になりますが，こだわりをくずすというよりも，何か似たような代わりのもので置き換えていくというのが本人にとってストレスが少ないと思います。あまり害のないこだわりなら，基本的には放っておく，好きにさせておけばいいのです。こだ

＜症例2＞　特別支援学校小学部4年に在籍する男児（10歳）

わりも何かの拍子に変わっていくもので，突然なくなったり，また復活したりすることもあります。

——自傷と他傷——
MT：自閉症スペクトラムの保護者からよく聞く話として，自傷は自分に向かうからまだいいが，他傷は他の人を傷つけるので困るという訴えがあります。音楽療法で何かできることがあるでしょうか。
Ｄｒ：自傷も他傷も根本は同じものです。自傷行為が外に向けられると他傷になるので，どちらがいいとかいうものではありません。ひどいときは薬の助けを借ります。何か原因があることもあるので，それを探ることが必要です。行動面の対処方法として，嫌がることを無理に強制しない，やたらに何でも禁止するのでなく，何か代わりになるものにうまく誘導する，息抜きをさせてあげる，例えば音楽療法で好きなことを思いっきりやって発散させる等が考えられます。音楽療法だけで改善することはなかなか難しいので，いろいろな対応方法で総合的にみていくことが必要です。
MT：笑いながらいきなり噛んだりする子もいます。
Ｄｒ：笑いながら噛むのは，相手にしてほしいというコミュニケーションを求める行動かもしれません。あるいは，噛んだ相手の反応を楽しんでいる可能性もあります。そういう場合には，噛まれても何事もなかったかのようにさらっと対応して相手にしないというのが1つの方法です。相手にしてほしいという欲求を伝える別の方法を教えるのがもっといいのですが，なかなか難しいかもしれません。

（「音楽医療研究」2010年第3巻 p.34-40所収，一部改変）

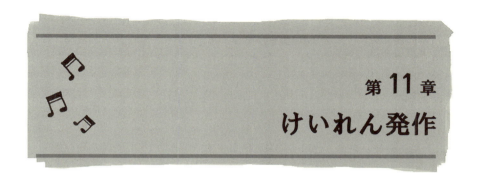

第11章 けいれん発作

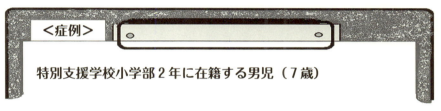

特別支援学校小学部2年に在籍する男児（7歳）

(1) 医学的診断と最近の状態

▶ 診断：滑脳症，てんかん，精神遅滞，喉頭軟化症

▶ 一般状態

　小学校に入る前後から体調が非常に悪くなって，鼻からの経管栄養を併用しています。現在，体重は12kgしかありません。ゼロゼロと喘鳴が多く，普段から母が吸引器で痰の吸引をしています。学校でも頻繁に吸引が必要となっているようです。理学療法士の資料によると，関節可動域も狭くなってきているとのこと。日中に原因不明の発熱（39度台）が続き，学校から呼び出しがかかることも増えています。

▶ けいれん発作の状況

　ピクッと数秒間両手足を突っ張るような短い強直発作があり，年齢とともに頻度や強さが増加してきています。発作後は深い眠りに入り，体を揺すっても起きません。音刺激が原因かどうかは特定できませんが，音楽療法のセッション中にも見られています。現在服用中の抗けいれん薬は，すでに最大量が処方されているということで，薬によるコントロールは難しいようです。学校でも四肢を大き

く強直させる発作の持続時間が長くなり，母が呼び出されることが多くなったとのこと。

（2）音楽療法の目的と経過

約3年半前，音楽でリラックスできることを目的に音楽療法を開始し，好みの童謡やアニメソングをピアノで弾いて歌いかけたり，さまざまな楽器の音を聞かせました。また，音楽と視覚，音楽と触覚や振動覚といった多感覚的な刺激を与えて少しでも発達を促す目的で，音楽を聞かせながらうす布に触れさせる，シーツでブランコをする，動物の絵カードや好きなアニメのパペットを提示する，いろんな形の楽器を見せたり楽器の振動に触れさせる，といった活動を行いました。

その後，小さなマラカスに興味を示すようになり，右手で水平に動かして出音できたことをきっかけに，徐々に他の楽器（タイコ，シンバル他）へも興味が広がったので，自発的な運動や表現の経験を増やすようにしました。また，歌いかけや語りかけを通して発声を促す活動も行いました。

以前は笑顔のことが多く，セラピストの顔を見てニコニコしていました。でも，最近では全然笑顔が出ません。発声も，以前は「ンー，ンー」と歌うような声を出したり，さようならの歌を歌うときには，口の動きをよく模倣したりしていましたが，この頃はそれがなくなって，ボーッとしています。無反応のことが多いのです。不快を訴えるような声で泣くことも多く，最近は体調がよくないこともあって，音楽療法のセッションを欠席することが続いています。

（3）音楽療法のセッションの概要

セッションはクッションチェアを使用して行っています。

1．始まりの歌：セラピストが対面で歌いかける。
2．マラカス：自発性を引き出し，触覚や振動の刺激入力を行う。体調によっては操作性の少ない楽器（オーシャンドラムやレインスティック）に代える。
3．太鼓，シンバル：マレットを自力で把持して鳴らす。自発的な運動や表現の経験をする。（他に，エナジーチャイム，ギターなど）
4．絵カード・パペット・ペープサートなど：視覚を通して音楽を楽しむ。注視

<症例> 特別支援学校小学部2年に在籍する男児（7歳）

や追視を促す。
5. シーツブランコまたはうす布：緊張を緩和してリラックスを促す。
6. 終わりの歌

❓ セッションでの問題点と疑問点 ━━━━━━━━━━━

1. 音楽療法中のけいれん発作への対応
   ・一時的な短い発作のときは，少しの中断後すぐに活動を再開しています。セッション中このような発作を繰り返す場合，活動を続けていても大丈夫でしょうか。
   ・また，長い発作を起こしたときはおさまるまで見守っていますが，発作後ぐったりしたり眠ってしまうことがあります。そのようなときはセッションを中止したほうがよいでしょうか。
   ・本児のようにたびたび発作を起こす対象者の場合，音刺激に関してどのような注意を払う必要がありますか。

2. 体調が悪いときの音楽療法
   小学校入学後体調不良が続いており，機能の低下や反応の緩慢さ，表情の乏しさが目立つようになっています。そして，こういうときこそ好きな音楽で…と期待している親御さんの切実な気持ちに接します。何とか笑顔が出るように，さらには状態の改善につなげられるように，音楽療法でできることは何なのか教えてほしい。また，その際，どのような点に気をつけてセッションを進めていけばよいでしょうか。

━━━━━━━━━━━━━━━━━━━━━━━━━━━━━━━━

ディスカッション
（音楽療法のビデオを供覧しながら）

──音楽療法とけいれん発作──

音楽療法士A（以下，MT A）：セッションの始めに，オーシャンドラムによ

第 11 章　けいれん発作

　　　　る活動を少しやった後で，両手足を激しく強直させる発作が約１分間続きました。

医師（以下，Ｄｒ）：けいれん発作は何回か続けて起こりますか，それとも１回だけでおさまりますか。

ＭＴ Ａ：少し間を置いて何回かある場合もあります。ギターの伴奏で『かえるの合唱（♪かえるのうたが聞こえてくるよ♪）』を歌っているときに起こったこともあります。ビデオを振り返って見ていると，オーシャンドラムで発作になっていることが多いので，オーシャンドラムが原因かなと思ったり…。

Ｄｒ：反射性てんかん発作というものがあります。何かの刺激によってけいれん発作が誘発されるてんかんです。例えば，テレビアニメの『ポケットモンスター』の放送中に，強い光刺激で多くの人が発作を起こした光過敏性てんかん発作などが有名です。光過敏性てんかん発作は比較的多くて，約10％に見られます。それに比べると，音楽の刺激で誘発される音楽てんかんは，はっきりした頻度はよくわかっていませんが，報告例はあまり多くありません。

　　　音楽てんかんには２種類あって，ある特定の周波数の音で引き起こされる場合と，音楽によって変化した情動が原因で起こる場合があります。音楽が原因なのか，音楽をやっているときに音楽と無関係にいつもの発作がたまたま起こったのか，あるいは，楽器演奏や歌唱による過換気（過呼吸）状態でけいれん発作が誘発されたのか，区別することが必要になります。

音楽療法士Ｂ（以下，ＭＴ Ｂ）：いつも同じ楽器の音を聞いて発作を起こすのなら，音が原因と考えられますか。

Ｄｒ：そうですね。この子の場合は，オーシャンドラムでも起こるし，ギター伴奏の歌でも起こる。音楽と無関係に普段から発作がよく起こっているので，注意深く観察しないと，オーシャンドラムがけいれん発作を誘発しているかどうか，判定が難しい。もしある特定の楽器が原因なら，それを使わないようにすることが必要です。

　　　けいれん発作がある人には音楽療法をやらないという考え方の人もいま

＜症例＞　特別支援学校小学部2年に在籍する男児（7歳）

　　　すが，そうすると，かなり多くの人が音楽療法の対象から外れてしまい
　　　ます。音楽が誘発しているのかどうかを区別することが大切で，音楽が
　　　原因でなければ心配はいりません。
　　　　それで思い出すのは，昔，学校などで，けいれん発作があると活動をあ
　　　れこれ制限されることがよくあったことです。適切な注意を払いながら
　　　であれば，やたらに活動を制限する必要はありません。音楽療法の場合
　　　も，同じことが言えます。
音楽療法士Ｃ（以下，ＭＴ　Ｃ）：音楽療法中に発作が起きた場合はどうすれば
　　　いいですか。
Ｄｒ：短い発作の場合は，そんなに神経質になることはありません。短い発作
　　　だと，すぐに元に戻ることが多いので，発作後の呼吸状態などに異常が
　　　なく，普段と同じような様子なら，そこからセッションを再開しても結
　　　構です。
　　　　けいれん発作後，しばらくボーっとしている場合には，普通の状態に戻
　　　るまでしばらく様子を見たほうがよいでしょう。いつまでたってもなか
　　　なか元に戻らないようだったら，医師の診察を受けたほうがよいでしょ
　　　う。
ＭＴ Ａ：この子は，発作が終わった後は寝てしまうのですが，せっかく音楽療法
　　　に来たんだからという感じで，お母さんが起こしてセッションを続けよ
　　　うとすることもあります。
Ｄｒ：発作の後に，一時的に寝ることがよくありますが，しばらくしたら起き
　　　てきます。起きてくるまでは無理に起こさないで待っていたほうがいい。
ＭＴ Ａ：そうですよね。お母さんの気持ちとしては，できることは何とかやって
　　　あげたい，反応を引き出したいということなんだと思うんですが。
Ｄｒ：気持ちはわかりますが，普段の状態に戻るまで待つ必要があります。
ＭＴ Ａ：小さなピクっというような発作は，体力的にはダメージは少ないのです
　　　か。
Ｄｒ：短い発作は何回も続かなければあまり心配ないでしょう。
ＭＴ Ｂ：発作って，痛みはあるんでしょうか。
ＭＴ Ｃ：そういえば，「発作のとき，痛いんじゃないかな」と言っているお母さ

んがいました。この子とは別の子ですが，急に泣き出して，お母さんのところへ来るんだそうです。それで，発作で痛いんじゃないかと。

Ｄｒ：けいれん発作の中に，自律神経発作というものがあります。自律神経による症状が出てくる発作で，例えば，気持ち悪くなったり，お腹が痛くなったり，顔色が変化したりというような発作です。それから，発作の後，頭痛がする場合もあります。また，手足が激しく強直したときには，後で筋肉がだるくなる，というようなことはあるかもしれません。ただ，実際に，患者さん自身から，発作で痛かったというようなことは，あまり聞かないですね。

音楽療法士Ｄ（以下，ＭＴ Ｄ）：自律神経発作っていうのは，本人の自己申告でしかわからないということですか。言葉が話せなかったり，麻痺などで自己表出ができない場合は，周りから見ていても何もわからないけれども，じつは発作が起こっているということもありうるということでしょうか。

Ｄｒ：顔色が変わったり，嘔吐したりするとわかりますが，そうでないとわからない。感覚異常だけの発作は，周りの人にはわからないでしょうね。

ＭＴ Ｃ：それから，意識がなくなる発作と，ただボーっとしているだけの違いがよくわからないんです。

Ｄｒ：見ているだけでは判断できないこともあります。そういう場合は，脳波をとってみないとわからない。それまでの一連の動作が急に止まったり，持っているものを落としたり，口をもぐもぐさせるような無意味な動きをしたり，呼びかけても反応がないような場合は，意識を失う発作の可能性があります。そういうときは，元に戻ったときに，「今，何をしていたの？」と聞いてみるといいでしょう。考え事をしていた，というようなちゃんとした返答があれば，発作ではなく，ただボーっとしていた，という可能性が高くなります。厳密には，脳波をとってみないとわからないこともあります。

ＭＴ Ｃ：元に戻ったときに，何をしていたのか答えられない，という場合には，発作の可能性があるということでしょうか。

Ｄｒ：そういうことです。人によって，頻繁にある場合とたまにしか起こらな

＜症例＞　特別支援学校小学部2年に在籍する男児（7歳）

　　　　い場合がありますが，発作の場合には，1回だけではなく，必ず何回か
　　　　同じような発作が起こっているはずなんで，そういうことが何回か続い
　　　　ていたら，発作かもしれないと思って脳波をとるということが必要にな
　　　　ります。
MT A：この子にも，そういうことがありますね。
Ｄｒ：一人の人で，いろんな種類の発作を併せ持っていることがあります。い
　　　　つも同じ一種類の発作だけとは限りません。
MT C：身体が大きくなると発作も大きくなったりすることはありますか。
Ｄｒ：成長とともに発作の形が変わっていくことはありますが，体の大きさと
　　　　発作の大きさは，特に関係はないでしょう。一般に，けいれん発作は，
　　　　子どものときに起こりやすい。それから，女の人は，ホルモンの関係で，
　　　　生理のときに起こりやすくなる。思春期に入って生理が始まった頃に発
　　　　作の状態が不安定になることもあります。
MT A：過呼吸が原因で発作につながることもあるのですか。
Ｄｒ：過呼吸をすると必ず誘発されるてんかん発作というものがあります。欠
　　　　神発作といって，突然意識がなくなってボーっとなる発作ですね。治療
　　　　で服薬する前だと，過呼吸をさせるとほぼ100％に発作が誘発されます。
MT B：金曜日とか，週の後半になると発作が起こる人もいますが，発作は疲れ
　　　　ると起こりやすいのでしょうか。
Ｄｒ：そういう人もいますが，人によっていろいろです。緊張したときに起こ
　　　　りやすい人，逆に，緊張する場面が終わってホッとしたときに起こりや
　　　　すい人，季節的な変動のある人などさまざまです。てんかんのタイプに
　　　　よっては，朝方とか夜間とか，寝て起きたときとかに起きやすいものも
　　　　あります。睡眠との関連では，一般に，睡眠不足になると発作が出やす
　　　　いので，睡眠をしっかりとることが大切です。
MT C：てんかんは薬でどれくらい抑えられますか。
Ｄｒ：てんかんには，薬で発作のコントロールがしやすいものと，そうでない
　　　　ものがあって，だいたい70％くらいは薬でコントロールできるようにな
　　　　ります。この子のように，脳に何らかの疾患があったり，脳傷害の後遺
　　　　症などがあったりすると，脳の障害の程度に応じて，けいれん発作はコ

第 11 章　けいれん発作

　　　　ントロールが難しくなります。
MT A：けいれん発作を繰り返し起こすことで，脳に何か悪い影響はありますか。
Ｄｒ：それについては，さまざまな議論があります。影響がないという説と，あるという説があって，結論は出ていません。短いけいれん発作が時々あるくらいなら，あまり障害は起こりません。長いけいれん発作を何回も繰り返していると，脳の海馬（学習や記憶を行なっているところ）というところの神経細胞が死んでいくという説がありますが，異論もあり結論は出ていません。
　　　　全身を強直させるような長いけいれんを起こすと，基本的に呼吸が止まります。呼吸が止まると脳に酸素が行かないので，脳に障害が出る場合があります。また，脳が異常に興奮すると，興奮を引き起こす神経伝達物質（神経の命令を伝える物質）がたくさん放出されて悪い影響を与えることもあります。そのようなケースで，障害が出る人も出てくるわけです。いずれにしろ，けいれん発作は起こさないにこしたことはありません。
MT D：よく，てんかん波はあるけれども発作は出ないという方がいらっしゃいますが。
Ｄｒ：てんかん波が脳波に出ていたら，必ずけいれん発作が起こるとは限りません。逆に，発作を起こしたことがない人でも，脳波をとってみると，てんかん波が見つかることもあります。てんかん波が，脳のある一定の範囲に一定の時間，持続して出て初めて，目に見える発作になります。

——滑脳症とは——
Ｄｒ：滑脳症というのは，脳の表面にシワが無い（または少ない）状態です。最も重度の場合は，脳がツルンツルン（平滑）になっています。そこまでいかなくても，部分的にシワが無いとか，全体にシワが少なくなっている状態です。最近，原因となる遺伝子の異常が見つかってきました。
MT A：脳のシワが無いということは，認知面でも難しいということですか。
Ｄｒ：そうですね。本来あるべき場所に脳の神経細胞がありませんから。
MT A：何だか想像がつかないですね。ということは…好きとか嫌いとかの反応

<症例> 特別支援学校小学部2年に在籍する男児（7歳）

　　　はあるんでしょうか？
Ｄｒ：実際に音楽療法でやっていて，どうですか。反応がありますか。
MT A：快・不快や，好き・嫌いの反応はあります。
Ｄｒ：快・不快とか，食欲とかは，脳の中心部の発生学的に古い脳が担当しているので，大脳の表面のシワのような，発生学的に新しい脳がうまく作られなくても，機能的には保たれています。滑脳症の主な症状は，重度の精神遅滞とけいれん発作です。けいれん発作は非常に難治で，いろいろな薬を使ってもなかなか発作が止まらなくて，しょっちゅう発作が起こる，ということがよくあります。この子の場合も，薬でけいれん発作をコントロールできていないようです。
MT C：効いてなくても薬は飲んだほうがよいのですか。飲まなくても済むならご本人も楽でしょうけどね。
Ｄｒ：薬の調節が必要とは思いますが，薬をやめると発作がもっとひどくなるかもしれませんので，医者の立場から言うと，薬を全部やめてしまうのは非常に怖いです。
MT A：滑脳症の人は多いんですか。
Ｄｒ：そんなに多くはありません。脳の表面にある神経細胞は，元々，胎児期には脳の中央にある脳室というところにいたものが，脳の形成の過程で，だんだん脳の表面に向かって移動してきたものなんです。その神経細胞の移動がうまくいかなかったために発症する一連の疾患があります。滑脳症は，その中で最も重度な疾患ということになるかと思います。

――体調の悪いときの音楽療法――
MT A：今後，この子の音楽療法をどうしていけばいいのかと…。
Ｄｒ：今，体重が12kgですか。
MT A：そうです。痩せています。
Ｄｒ：前はもうちょっと体重があったのですか。
MT A：そうですね。もう少し。
Ｄｒ：体調がよくないんですね。
MT A：ええ。悪い状態がずーっと続いて，いろんな機能が衰えてきているよう

　　　　　な感じです。理学療法士さんもおっしゃっているように動きも小さくなってしまったような気がします。学校だと，おとなしし，ほとんど反応がなくボーっとしているということで，放って置かれていると。「この子，学校が嫌いなんじゃないかしら」とお母さんが言われることもあります。「音楽ではいい顔するのに」と。でも，この頃は音楽でもよい反応をしなくなってしまっています。音楽療法などで適度な刺激を与えてあげたほうがよいですか。

Ｄｒ：体調が悪すぎて，反応がないのでしょう。まず何より，体調が最優先です。病気の性質上，なかなかよくならないのかもしれないけれど，本人の好きそうなものを，無理しない範囲でやるということになるでしょうか。例えば，痛みがある場合に，ちょっとした痛みだと音楽で多少やわらげることができますが，非常に強い痛みの場合には無効だと言われていますので，体調がうんと悪い場合には，音楽ができることにも限界があるでしょう。

MT A：視力がすごく悪く，ほとんど見えてないのではないかと言われて，去年から眼鏡をかけ始めているのですが，眼鏡が合わないのか，全然視点が定まらないように感じます。黄色など鮮やかなものは見ているような気がしましたし，物をかざしたりすると目で追っているような気がしてたんですけど…。

Ｄｒ：本人の反応がないと，見えているのか見えていないのか判りにくい。つまり，本当に見えていないのと，見えていても反応を示すことができないのと。視覚刺激を与えて脳の反応を記録すると，見えているかどうかわかりますが。それから，見えていない場合に，目が原因の場合と脳が原因の場合があります。目が悪くて視覚刺激そのものが入らないのか，目から視覚刺激は入っても，脳のほうで認知する過程に問題があるのか，ということです。

MT A：見えてなくても音には反応しているかもしれません。以前は結構，シンバルとか好きでしたし。

MT B：そう，好きな曲が流れるとよく活動したり。音楽はやはりよくわかっていると感じました。

＜症例＞　特別支援学校小学部2年に在籍する男児（7歳）

Ｄｒ：音に対する反応を，大脳の下にある脳幹のレベルで電気的に記録してみると，意識がなくなるような強い脳傷害があっても，脳死の直前まで多少とも反応が残っているので，仮に損傷が強くて外から見て反応がなくても，耳に障害がない限り，音自体は脳に入力されているんです。
MT A：それから，ゼロゼロと喘鳴がひどいんです。
Ｄｒ：以前はなかったのですか。
MT A：以前もありましたが，増えました。
Ｄｒ：もしかしたら，けいれんの薬が関係しているかもしれません。副作用で気道の分泌物が増える薬がありますから。それと，経管で栄養するくらい嚥下機能が衰えているということも関係しているでしょう。子どもは，元々，痰を出すということができないので，ほとんどの場合，痰は飲み込んでしまいます。この子の場合，その飲み込みがうまくいかないわけですから，いつまでも痰が喉のあたりにとどまってゼロゼロしていることになります。喉の問題というよりは，脳のコントロールの問題だと思います。

（「音楽医療研究」2011年第4巻　p.27-32所収，一部改変）

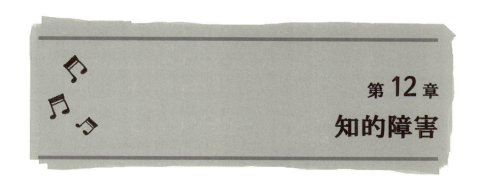

第12章 知的障害

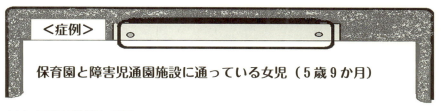

保育園と障害児通園施設に通っている女児（5歳9か月）

（1）医学的診断と所見

▶ 診断：知的障害，遠視・斜視

　在胎38週，2775gで仮死なく出生しました。家族歴に特記すべきことはありません。頭のすわりは3か月と正常範囲でしたが，寝返りは10か月と遅れ，11か月になってもハイハイをしない，座位保持ができないため病院を受診しました。腱反射の低下と全身の筋緊張の低下があり，頭部MRI，脳波，血液検査等で異常を認めず，原因不明の知的障害と診断されました。また，遠視と斜視も指摘されています。

　生後11か月から理学療法を2週間に1回の頻度で開始し，1歳6か月でずりばい，2歳1か月でつかまり立ち，2歳11か月で伝い歩き，4歳1か月で歩行ができるようになりました。理学療法と平行して，音楽療法を3歳4か月から，作業療法を3歳8か月から，言語療法を5歳4か月から，それぞれ月に1回の頻度で行うようになり，歩行もしだいに安定して，物を持って容器に入れることもできるようになりましたが，物への注視は持続せず，発語は「あ」というくらいで意味のある言葉は話せません。

現在，通常の保育園に通いながら，障害児通園施設にも定期的に通っています。

（2）音楽療法の目的と経過

3歳4か月から，月に1回の頻度で音楽療法を行っています。自己表現を促す，コミュニケーション能力の向上，発声・発語の促進，欲求の手段の確立を目的に，現在までに合計26回実施しています。

楽器やマレットを両手で把握できるようになってきていますが，握り方がとても弱いので，よく落とします。また，マレットで何かを叩くときも，手の甲を下にして叩きます。手拍子をさせようとすると，手を握ってしまってできません。カバサで四肢をこする（マッサージする）と，手は特に嫌がりませんが，足は触ると緊張が強くなります。

クワイヤホーンを口につけることはできますが，まだ吹くことはできません。名前を呼ぶと，息を吸いながら「はい」という声を出そうとします。セラピーボールの上に乗せて揺らしたときには，自然に息を吐きながら「あー」という声を出すようになってきています。セラピストが突然ピアノを弾くと，驚いてビクッとなります。「弾くよ」と言ってからだとなりません。

楽器への注視や追視は，オーシャンドラムでは見られますが，他の楽器ではほとんど見られません。楽器の演奏や操作も長続きせず，すぐに注意がそれます。セラピストに視線を向けたり，ひざの上に座ったりするようになって，少し対人意識は上がってきました。

1年くらい前から，ほぼ毎回セッション中に泣くようになりました。何がきっかけかわかりませんが，他のセラピー（作業療法など）でも泣いていたそうです。直近の1～2回は泣いていません。

（3）音楽療法のセッションの概要

1．始まりの歌（着席して）
2．四肢へのマッサージまたはカバサを使ってのマッサージ
3．セラピーボール（発声・要求，体幹のコントロール）

以下は状況に応じて実施する。

<症例> 保育園と障害児通園施設に通っている女児（5歳9か月）

4．打楽器類「タイコ，シンバル」（マレットを持って叩く）
   楽器の提示移動で追視を促す。
   セラピストや母と順番に演奏する。
   着席または歩行しながら。
5．素手で楽器に触れる活動
   ピアノ：歌カードを提示して発声や認知能力の向上をねらう。
   ツリーチャイム：追視や注視を促す。
   オーシャンドラム
6．風車やクワイヤホーンを吹く
7．終わりの歌（着席して）

泣くことが多い場合には，
・セラピーボール
・抱っこして部屋を一周する
   その際，もう一人のセラピストが部屋の一か所でツリーチャイムやレインスティックを持って待機し，そこに来たら鳴らす。

❓ セッションでの問題点と疑問点

1．遠視，斜視で，どのように見えているのかよくわかりません。
   セラピストは正面に座ったほうがいいのか，それとも少しずれた位置に座ったほうがいいのでしょうか。
2．セラピーボール上では息を吐きながら「あ」と発声できるために，吐きながらの発声は可能だと思いますが，「はい」と言うときに息を吸いながら発声するのはなぜでしょうか。
3．セラピスト側から声かけを行う際に，手を出すと必ずタッチをします。
   手を出すとタッチをしてくるのが決まりのようになっている感じがします。また，セラピストが「はーい」と言うと「はーい」と答えてくれますが，それもただ真似をしているだけのような感じです。それ以外にコミュニケーションの手段としてどのようなアプローチがあるでしょうか。

4．泣くときの対応方法について教えてほしいです。

ディスカッション
（音楽療法のビデオを供覧しながら）

——発声と発語について——

医師（以下，Ｄｒ）：笑うことがありますか。
音楽療法士Ａ（以下，MT A）：セラピストと向かい合うと，にっこりします。特に，セラピーボールに乗るとよくニコニコしています。
Ｄｒ：声を出しては笑わないのですか。
MT A：声を出しては笑わないです。
Ｄｒ：ほとんど声を出さない？
MT A：はい。
音楽療法士Ｂ（以下，MT B）：泣き声は出るのでしょう？
MT A：泣き声は出ます。それから，セラピーボールに乗ったときには「あー」というような声がよく出ます。
Ｄｒ：物を食べるときに，むせたりしないのですか。ご飯は普通に食べて飲み込めますか。
MT A：はい，食事や飲み込みには問題ありません。口に関連したことでは，舌をよく出しています。
Ｄｒ：よだれはどうですか。
MT A：よだれはありません。
MT A：クワイヤホーンを口につけたり，くわえることはできるのですが，吹くことができません。風車を見せて，「フーッと吹くんだよ」と言っても，風車を見てくれません。意識して息を吐くということが，なかなか難しいような印象です。
Ｄｒ：何でも口に入れるということはないですか。
MT A：ありません。マレットをなめることもないです。

〈症例〉　保育園と障害児通園施設に通っている女児（5歳9か月）

Ｄｒ：まず，声があまり出ませんね。息を吸いながら「はい」と言おうとしても，そんなことはまずできません。息を吐きながら発声するのが普通ですから。そういうことは，誰に教わらなくても自然にできるようになるんですが，それができないわけです。

　　　飲み込みや呼吸には特に問題がないようですし，セラピーボールに乗ったときに気持ちよく感じて無意識に出てくる「あー」という発声は息を吐きながらできているようです。泣き声も出ています。でも，笑い声はあまり出ない。意識して声を出そうとすると，うまくできない。よだれは出ていないようですが，舌を無意味に出すという動きもあるので，口やのどのあたりの筋肉の動きの調節が最も初期的な段階だということでしょう。

　　　したがって，今の段階で，言葉はまだまだ出てきません。クワイヤホーンはいいと思いますよ。あるいは，風船や風車などを回したいと思って「フーッ」とやって回るのを見ればやろうとするかもしれない。そういうレベルのことをまずやって，息を出しながら意識して発声するということを練習しないと，声は出てこないですね。ましてや言葉は無理でしょう。人間の言語獲得の臨界期は8歳ぐらいだと言われていますので，今，5歳でこのレベルだと，「あーあー」とかの発声はできるようになるかもしれませんが，言葉を話すようになるのはかなり難しい。せいぜい単語をいくつかというくらいでしょう。むしろ，指さしとか，しぐさとかの代替言語の獲得を目指したほうがいいかもしれません。

ＭＴＡ：あまり無理に発声をやらせようとしていかなくてもいいのですか。

Ｄｒ：クワイヤホーンでも風車でもシャボン玉でも，何かを吹かせるのはいいと思います。

ＭＴＡ：例えば，「はーい」とか言わせようとするのはどうでしょうか。

Ｄｒ：別にやるのはかまいません。返事として「はーい」とは言えないだろうけど。何回かやってできなければそれ以上は無理にやらない。2～3回やってもできなければ。

ＭＴＡ：あきらめたほうがいいですか。

Ｄｒ：いや，さらにまた言わそうとしてもできないですから。できないものを

　　　　　いくらやらせようとしても無駄でしょう。この子は，それよりもまだ
　　　　　もっと前の段階ではないかと思います。
ＭＴ Ａ：それよりは，セラピーボールに乗ったときに，自然に声が出るとか，そ
　　　　　ういった流れがいいのですか。
Ｄ ｒ ：そうですね，例えば泣く声は自然に出るでしょう。だから笑い声も本当
　　　　　は出るはずです。でも笑い声が出るような面白いことがきっとないんで
　　　　　しょう。
ＭＴ Ａ：そうですね，そこまでは行ってないです。
Ｄ ｒ ：ニコッとするぐらいはあっても，ゲラゲラっと笑うほど面白いと自分で
　　　　　感じることにまだあまり経験していないのかもしれない。笑い声も意識
　　　　　して出すようなものではないですから。自然に出てくるもので，勝手に
　　　　　出てくるものだと思います。

――遠視・斜視と見え方について――
音楽療法士Ｃ（以下，ＭＴ Ｃ）：喜んでやっているのは，セラピーボールぐら
　　　　　いですか。
ＭＴ Ａ：そうです。
音楽療法士Ｄ（以下，ＭＴ Ｄ）：セラピーボールが目の前にあったら，駆け寄っ
　　　　　てくるとか，近寄ってくるということはないですか。
ＭＴ Ａ：ないですね。セラピーボールを目の前に持ってきても，あまりボールを
　　　　　見ませんし，ボールはあまり目に入ってないようです。他の楽器でも，
　　　　　しっかり注視してやっているときと，周りをキョロキョロしているとき
　　　　　があって，１曲ずっと集中しているということはありません。指さしを
　　　　　しないし，指さしをした方向も見ません。
Ｄ ｒ ：人の顔は見ますか。
ＭＴ Ａ：顔は見ます。見ているときはセラピストや楽器を見ながらやっています
　　　　　が，１分続くか続かないかというところです。
Ｄ ｒ ：顔を動かすと目で追いますか。
ＭＴ Ａ：追います。
ＭＴ Ｃ：昔はのどにすごく興味があり，セラピストが歌うとのどを触りました。

＜症例＞　保育園と障害児通園施設に通っている女児（5歳9か月）

　　　　振動を感じていたようです。
MT D：好きな曲，嫌いな曲などはありますか。
MT A：曲によって特に反応に違いがないので，ないように思います。
音楽療法士E（以下，MT E）：お散歩に行ったときに，車の音などでビクっとすることが多いようです。通園施設でも，アンパンマン体操をみんなで踊るときに，音楽が鳴り出した途端に泣き出すことがあります。音楽療法でも，ピアノが鳴るとビクっとすることが結構あります。遠視や斜視のために，彼女にはピアノが見えていないのかな，知らないところから音が急にプッと出てきたからびっくりしているのかなと考えて，ピアノの代わりにキーボードをすぐ前に持ってきてみようかなと思ったりしています。というもの，ピアノの前に座ったセラピストとアイコンタクトが取れたときには，ピアノの音が鳴ってもビクッとしなかったことがあるので。遠視や斜視とセラピストの位置や場所などが，ビクッとすることと関係があるのかなと考えています。
音楽療法士F（以下，MT F）：ピアノを触ったりしますか。
MT A：します。ピアノを弾くこともあります。そのときに弾いている曲の絵カードを目の前に出してもカードを見ることがないので，やはり，見ることはあまり得意ではないような気がします。
音楽療法士G（以下，MT G）：眼鏡をしているわけでしょう。
MT E：しています。
Ｄｒ：本人が見たいときは，見えるような位置を自分でとります。斜視や遠視があるからと考えてこちらが場所をずらすと，またそれに合わせて向こうがずらすので，普通に正面にいればいいと思います。あまり気にしないでいいと思います。

――条件反射的な行動について――
MT A：セラピスト側が声かけを行う際に，手を出すと必ずタッチをしてきます。手を出すとタッチをするのが決まりのようになっている感じがします。
Ｄｒ：それは多分，どこかで覚えたのでしょう。学習したんだと思います。手を見たら反射的にパッとやるので。

MT A：それをやるのがいいことなのかどうなのか。
Ｄｒ：条件反射的ですが，それでも学習したわけですから，別に，悪いということはないと思います。
MT A：意味がないのかなと思っていたのですが。
Ｄｒ：「こういうふうに手を出したら，こうしてタッチするんだよ」と教えて，それを学習して覚えたわけです。パターンが固定化して非常に初歩的ですが，同じことを繰り返しやっていたら，少しずつはできるようになる場合もあるということです。ただ本人が意識して，コミュニケーションとしてやっているかいうと疑問です。単に反射的にやっているような気がします。まだそういうレベルに見えます。

――発達段階とセラピー内容について――
Ｄｒ：精神運動発達がかなりゆっくりです。4歳で歩き始めたということですが，標準の歩行開始年齢が1歳頃なので，その4倍の時間がかかっていることになります。この子の反応や行動を見ていると非常に初歩的です。
MT A：そういう認識はありませんでした。
Ｄｒ：しかし，発達がすごく遅れているのはわかるでしょう。4歳でやっと歩くようになったわけだから，普通（定型発達）の子に比べて，かなり遅れていることはわかるわけです。
MT A：そうですね。
Ｄｒ：社会性の発達という面で見ても，アイコンタクトがようやくできるぐらいですから，1歳より前の段階です。指さしや指さしたところを見る（共同注意）のは9か月ぐらいの段階で，それもまだ獲得していないようです。だから，コミュニケーションをとるのがものすごく難しい。何か興味を示すものを使って関係を作っていくしかしょうがないでしょう。セラピーボールに反応するならそれを使ってとか。
MT A：集中がなかなか続きません。
Ｄｒ：何か楽しいものをいろいろ見つけていくのがいいと思います。今は，セラピーボールだけだから。
MT A：そうなんです。セラピーボールと抱っこなんです。

<症例> 保育園と障害児通園施設に通っている女児（5歳9か月）

Ｄｒ：やはり反応が非常に初歩的です。セラピーボールの揺れと抱っこの皮膚刺激。人間の感覚の中で一番早く発達してくる感覚が触覚ですから，まだその段階だということです。

ＭＴ Ａ：もうすぐ学校なので，もう少しいろんなことをやらせてみようとしていたんですが…。

Ｄｒ：いやあ，難しいでしょう。まだ音というものにそれほど関心がないのではないかという気もします。

ＭＴ Ａ：音に関心がない，ですか。

Ｄｒ：音に反応していないですよ。むしろ，大きな音や突然聞こえてくる音にビクっとして，嫌がります。人間の感覚で触覚の次に発達するのが味覚，味覚の次に発達するのが聴覚と嗅覚，最後が視覚です。
　　　食べものは自分で食べるんですか。

ＭＴ Ａ：でも，味覚はやっと，という感じです。ご飯とかも好きなものから食べるということもないですし，好きな食べ物もよくわかりません。

ＭＴ Ｃ：嫌いなものもないんですか。何でも食べるのですか。

ＭＴ Ａ：お母さんがフォークで刺してあげた食べ物を，そのまま自分で口に持っていくようです。

ＭＴ Ｃ：じゃ，フォークに刺して持たせると，何でも食べるのですか。

ＭＴ Ａ：多分。

Ｄｒ：刺したものを何でも食べるということは，味覚がまだはっきりしていないのかもしれない。あるいは別に興味がない，興味がないと言えばおかしいですが，空腹と満腹を感じるレベルなのかもしれない。

ＭＴ Ｂ：満腹の感覚はあるんでしょうか。おなかがいっぱいになっても，食べ物が有り続ければ食べてしまうんでしょうか。

ＭＴ Ａ：でも太ってはないですよ。

ＭＴ Ｂ：太ってはいないですね。

Ｄｒ：多分，満腹になれば食べないのだと思います。普通はおなかがいっぱいになったら飲まない，食べないはずです。ときどき満腹中枢がうまく働かなくて，肥満になる子はいますが，普通はおなかがいっぱいになれば食べません。

MT C：要求はないですか。

MT A：ないです。

MT C：クレーンは？

MT A：クレーンでも出ればいいかなと思っていますが，ありません。どうしてもこれがやりたいというものが活動の中でありません。

MT C：お家でも？

MT A：多分，泣くとか，叫ぶとかで要求を表すんではないかと思います。

Ｄｒ：言語療法や作業療法からの報告を読むと「視線や発声で相手に訴える様子も見られ始めています」とか「追視は持続せず」，「目と手の共同動作は苦手です」と書いてあるので，視線とか発声がまだようやく少しあるだけで，それ以外のコミュニケーション手段ができていない。まだ要求の方法もしっかり確立されていないのでしょう。

　まずは，セラピーボールや抱っこ以外にも楽しめるものを見つけることです。面白いと思わないと注目してくれませんから。

MT A：セラピー中に歩いてあちこち行くのは，好きにさせていいですか。

Ｄｒ：勝手に行ってしまうということですか。

MT A：あちこちに行ってはいろんなものをさわったり…。

Ｄｒ：多分，興味のままに歩いていくと思います。

MT A：それはそれでいいのですか。

Ｄｒ：はい。今の発達段階では，何か興味があればトコトコっと行ってしまうと思います。だからなるべくこちらに興味が来るように，何か興味を持ってくれるものを見つけるようにすることが必要でしょう。

MT D：いつも手に持っているものとかはないですか。

MT A：ないです。

MT D：セッションに必ず持ってくるものは。

MT A：ないです。

MT D：触覚的に違うものをそこここに置いて，歩いて見つけてもらうとか。

Ｄｒ：カバサは嫌がらないんですよね。カバサみたいに，触るものは好きではないんですか。

MT A：好きでもないし嫌いでもないかなという感じです。マレットは親指側で

＜症例＞　保育園と障害児通園施設に通っている女児（5歳9か月）

　　　　握らずに，手全体でグーのように握ります。
Ｄｒ：握ったマレットを動かすときも，いつも両手一緒でしょう。左右を交互にできないと思います。生まれたばかりの赤ちゃんは，手足を左右対称に，ほぼ同じように動かします。片方だけを動かすことはまだできないんです。片方だけを動かすのはもう少し発達しないとできません。この子は多分，何でも左右一緒にやるんだと思います。意識して左右を交互に動かすことはまだできない。
　　　　触って音が出るような楽器は，カバサのほかに何かないですか。
MT A：ツリーチャイムがあります。
Ｄｒ：なるほど，ツリーチャイム。そういったものがいいのではないですか。興味を持つかどうかはわかりませんが，触る刺激が加わって，同時に音も出ますから。他にはないですか。
MT A：ゴム紐でつないだ鈴を，この間，目の前に出したときに，ゴム紐をはじいて鈴を鳴らしました。それを上のほうに動かしたら追いかけてきました。
Ｄｒ：太鼓は手で叩かないのですか。
MT A：手でも叩きます。
Ｄｒ：マレットで叩くよりも，自分の手で叩くほうがいいのかもしれない。同じかもしれないですが，マレットだと持っているという感じですが，手だと，叩いているという，自分で触るという感じがあるので，手のほうがいいのかもしれない。
MT G：小さいボールなどには興味はありますか。
MT A：普通に転がすようなものですか。
MT G：転がして，コロコロと音がなるようなボールがあるじゃないですか。布のボールでもいいですし。ボールの中に鈴なんかを入れておいて，転がして遊んだり。探せば何か見つかるかもわかりません。見つかるかもしれないということで探索して，見つけたもので遊んでみるとか。
Ｄｒ：この子は，触覚や振動という，最も初歩的な感覚に関係したものを喜んでいます。それ以外では，何を喜んでいるのか喜んでいないのかがよくわかりません。そういったものを見つけていくことです。

MT D：セラピーボールが好きなのは，真っ赤で大きいから，とてもわかりやすいということも，関係しているんじゃないですか。
MT A：目の前に来ると大きすぎるような気もします。
Ｄｒ：確かに赤はよく見えるものです。発達の段階で，色としては一番早くわかるものですから，赤い何かだったら喜ぶとか，今はセラピーボールだけど，もっと小さいボールでも赤だったら喜ぶとか，何かそういったものがわかればいいですね。この子は何が好きなのか，お母さんでもよくわからないかもしれません。この子に限らず，発達に問題がある子どもが，何が好きなのかは，なかなかわかりにくい。はっきりわかる子もいますが，何が好きなのかよくわからない子もたくさんいます。親御さんでも何が好きなのかわからないこともよくありますから，好きなもの，興味を示すものを見つけていく，それがあればそれを使って何かができると思います。
MT D：ビデオで，セラピーボールを揺らしていたじゃないですか。大きく揺らすと，どんな感じの表情になりますか。体が傾くと，必死につかまろうとするのか，ものすごく面白がるのか。嫌だという子もいるでしょうし，こわいけれど慣れてくると楽しい感じになってくる子もいるように感じています。それによって声が出たり出なかったり。
MT A：揺れると手で支えますが，表情はそんなに変わらないです。
MT D：激しく揺らしたりはしないですか。
MT A：時々します。
MT D：そのときはどんな感じですか。
MT A：ニコニコしていますが，表情自体はそんなに変わらないかもしれないですね。
MT D：激しくても緩やかでも？　一緒に笑ってやってあげるとか，こちらがオーバーに面白がったりしてみるのはどうですか。「おっとっとっと」みたいな。「きゃー」とか「わー」とか言ってみたり。その声だけでつられて笑う子もいますよ。
MT A：今度試してみます。セラピーボールを支えるときは前からがいいですか，後ろからのほうがいいですか。

<症例> 保育園と障害児通園施設に通っている女児（5歳9か月）

Ｄｒ：セラピストの顔が見えるから，前で支えたらどうですか。後ろだと顔が見えないので。それこそ，セラピストが「きゃー」とか言ったときに，前にいると，この人が叫んだとわかりますが，後ろで叫んでいるとわからないですから。
　　　ビデオで見ると，背筋がちゃんと伸びていい姿勢で座っているし，大きく揺れたら手を出して体を支えていたので，この反応は10か月くらいででるんですが，そこはきちんとできているなと思いました。
MT G：常に揺らしておく。揺りかごのように。
MT A：揺れが止まったときに，要求のサインのようなものが出てこないかですね。そこで，つい，こちらが手を出してしまうんです。「やりたい人？」と言って手を出すと，反射的に手をタッチしてくるので。
Ｄｒ：反応を待つことも必要です。
MT D：笑顔のときに突然やめてみて，こちらがすごい真顔になってみるとか。
MT A：泣きますよ。
MT D：「何だ，この人たち」って思いますかね。
Ｄｒ：相手が真顔になったら泣くというのは，ひとつの社会性の反応（スティル・フェイス）です。

——泣く場合の対応について——
MT A：セッション中にあまりにも泣くことが多かったので，一時は抱っこして歩いたりしていました。
MT D：音楽療法のときだけ泣いているのですか。
MT A：作業療法や言語療法などでも泣いていたようです。
MT D：セッション中，ずっと泣いているのですか。
MT A：泣き出すとなかなか立ち直れないようです。しかたなくセラピーボールをやると泣き止みます。
MT D：セラピーボールだと機嫌がよくなるのですか。
MT A：はい。セラピーボールがやりたくて泣いて訴えているのかどうか，よくわかりませんけれども。
MT D：では，今一番困っているのは泣くことですか。

MT A：そうですね。やっと最近2〜3回,泣かなくなったかなというところです。こちらのやり方が悪いのかもわかりませんが,泣くと活動に戻れないので,結局セラピーボールになったりします。とりあえず泣きやませたほうがいいと思うので,セラピーボールをやって少し機嫌をよくしてもらおうとか,抱っこで歩いてみたりしているうちにセッションが終わってしまったりします。

MT D：それはつらいですね。もうそんな小さい子じゃないから。

MT A：そんな1年だったので,それでいいのかなという感じがあります。でもここ2〜3回,泣かなくなってきたので。

MT D：続くといいですね。

MT A：音で泣いているのかなと初めは思ったので,ピアノをキーボードに変えてみようかとか考えました。初めの頃は電子ピアノだったので,その違いで泣いたりしているのかなと思ったりもしていたのですが。

MT D：キーボードを小さい音で,自分で弾いてみたりとかしたことはありますか。

MT A：はい,ピアノも自分で弾きます。

MT D：セッションに来るのは嫌じゃない？

MT A：入ってくるときはニコニコしています。途中から突然泣くんです。毎回泣きます。

MT D：泣くとどうなるのですか。

MT A：泣くとずっと泣いています。

MT D：母親は一緒にいますか。

MT A：います。

MT D：お母さんが抱っこしたりすると泣きやみますか。

MT A：お母さんでもセラピストでも,とりあえず抱っこすれば泣きやみます。

MT D：泣いていたのはどのぐらいの期間ですか。1年ですか。

MT A：1年です。

MT D：1年はつらいですね。

MT A：つらいです。他のセラピーでも泣いていたようです。

MT C：セラピーの時間帯はいつですか。眠いのかもしれませんよ。

＜症例＞ 保育園と障害児通園施設に通っている女児（5歳9か月）

MT A：午後の最初の時間帯（1時半）で，眠いかなとは思います。午前中は通園施設で遊び，お昼を食べて，お昼寝なしにセッションに来るので。
MT D：それは眠いですよ。保育園ならお昼寝する時間です。
MT G：眠いし，ちょっとご機嫌損ねたくなる時間ですよね。
MT A：お母さんとしては，通園施設が近くなので，その後に来たほうが便利ということがあると思います。
MT G：子守唄代わりで，半分ぐらい最初は寝かせてあげてもいいんじゃないですか。
MT A：何分か寝かせて，すっきりしてからやるということも確か昔はしていました。
MT D：でも40分（セラピーの時間）はすぐ寝てしまいますよ。
MT G：全部寝ちゃうかもしれません。途中で起こすのは難しいかもしれません。
MT C：泣くようになったのは，部屋（セラピーの場所）が変更になったことと関係ないですか。
MT A：以前は，もう少し小さい部屋でやったので，もしかしたらそれも関係あるかなと思います。
MT F：今やっている部屋では，別の活動をやっていたことがあるので，慣れていてそれほど抵抗はないかなと思って，そのまま使っているんですけど。
MT G：別の活動のときはどんな感じですか。
MT A：そのときも，よく泣いていました。今，普通の保育園に行っているんですが，保育園では泣かないで普通に行けているそうです。
MT F：活動内容のほうを，発達のレベルに合わせて再検討してもよいと思います。セラピーを始めてから2〜3年たつから，もうそろそろ次のステップでもいいかな，もうちょっといろいろやらせたいなというところへ行ってしまったので，少し原点に戻ります。
Ｄｒ：1歳前後ぐらいの子どもを相手にするような感じがいいです。1歳といっても，もう少しできるものもあれば，それより下のレベルのものもあるかもしれない。平均で1歳前後という意識がいいと思います。普通（定型発達）の子より発達が遅れている子どものほうが，そういう発達のアンバランスが大きいことが多くて，できるところとできないところ

が，人によっては大きな差がありますから。

(「音楽医療研究」2012年第5巻 p.14-22所収，一部改変)

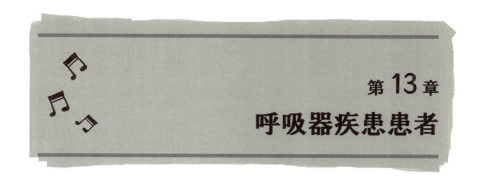

第13章 呼吸器疾患患者

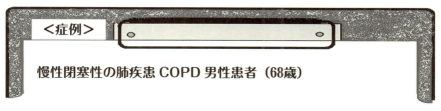

＜症例＞

慢性閉塞性の肺疾患 COPD 男性患者（68歳）

（1）医学的診断と所見
▶ 医学的診断名：慢性閉塞性の肺疾患 COPD
▶ 障害名：慢性呼吸不全
▶ 既往歴：腰椎圧迫骨折

（2）音楽療法の目的と経過
・呼吸法，胸郭筋群の緊張緩和による呼吸困難感の改善
・QOL の改善
・集団指導による患者同士，家族間の精神的繋がり

（3）音楽療法のセッションの概要
・歌唱（童謡，唱歌）
・クワイヤホーン（吹奏）
・打楽器（演奏）
・足踏みの併用

❓ セッションでの問題点と疑問点

・音楽療法を含めての通院型リハビリテーションの継続
・自宅でのリハビリテーションの方法と限界

 ## ディスカッション

医師（以下，Dr）：ではケーススタディを始めます。
　　　今回は，集団音楽療法に参加しているKさんに限定してお話をしていこうと思います。
　　　Kさんの病状ですけれども，慢性閉塞性の肺疾患COPDということで，S大学のほうから紹介を受けて，こちらのほうに来られた方です。当初はかなりの呼吸不全があった方です。入院によるリハビリで改善が認められて，ギリギリ歩けるようなところにまでなったのですが，昨年の秋口に腰椎の圧迫骨折をし，それから車いす生活になられて，その後，リハビリに対する意欲がかなり落ちてきた，といういきさつがあります。肥満もありまして，そのためにますます動くことに，おっくうになり，労作性の呼吸困難感が強くなってきて，奥さんら家の方たちも皆困った状態になっています。そういうこともあるので運動療法というのがなかなかできないので，音楽療法中心にやってきている患者さんです。

音楽療法士（以下，MT）：Kさんは車いすということで，常に奥様が介助という形で，最初から参加されて，セッションにも奥様も一緒に参加されております。子どもさんがいらっしゃらないので，常にお二人で助け合いながら，奥様も遠方から嫁いでこられた方なので愚痴をこぼす相手もあまりおられず，そのあたりの奥様の精神的なものも音楽療法に一緒に参加していただければ，気分転換にもなるかな，と思っております。
　　　参加された当初は，介護タクシーを使われておりまして，とにかく車い

<症例> 慢性閉塞性の肺疾患 COPD 男性患者（68歳）

すを手放せないという状態でした。そういう方には，音楽療法のグループへの参加が，同じ病気を持つ人たちとの交流を持つよい機会ではないかと思ったのですが，集団音楽療法に参加することで，実際に精神的な変化がずいぶん見られた患者さんだと思います。

出かけるとなると，気分的に前の日からテンションが高くなって，朝一番に介護タクシーを呼んで，早めに家を出ていた…，という神経質なところもある方でした。

当初はそういう状態でしたが，何回か参加するうちに自分で運転をしてみようかな，と。一緒に参加されている方が，皆さん何とか自分で運転をされている方，また年齢も自分より高齢で運転をされている方がグループの中にいらっしゃったので，「自分よりも，あなたお兄さんですね」という会話もあったりして，ある日，運転をしてみようかな，という気になられて，それまで駐車場から車を動かしたことがなかったのを，駐車場からちょっと動かしてみましょうか，と。それで運転してみたら，わりにスススッと足が動いたということで，ご近所だけのつもりが，病院まで行ってみようかなと。そしたら病院まで来れたということで，私に「こんにちは」と，「リハビリの日じゃないですけれど，運転してみたら来れました」と，ご夫婦そろって何か嬉しそうな顔で挨拶に来られまして，今度から自分の車で来てみます，っていうことをわざわざ知らせに来てくださいました。

それからは，ずっと車を運転して来院する状態で，お天気のよほど悪いときは，病院の駐車場で車いすに乗り換えたりするのに，雨に濡れるのがいけない，というふうに思ってらっしゃるので，雨の日は来られないということを言われるので，そういうときは無理をしないように，という形でずっと続けております。

最近も少しずつ変化が見られまして，セッションの中でも，歌を歌うだけではなくて，ちょっと音楽に合わせて足を動かしたりする活動にも参加してもらっています。最初はなかなか「できない。できない」という心配があるようですが，ちょっと副えるものを置いて，それに手を置いて…という形で，無理のない形でやってもらっています。そのときの酸

素飽和度を計っておりまして，少し何か物にすがって立つという行為でしたら，酸素飽和度もそんなに下がっておりません。本人がちょっと「しんどい」とおっしゃるのは酸素の関係ではなくって，日頃，立つという行為をあまりされていないからではないか，息苦しさというのは酸素のほうではなく，そちらのほうから来るのではないかと思っております。私も「酸素は大丈夫ですよ」ということを計ったものをちゃんと見てもらいながら，後でグラフにしたものを見せて伝えております。

最近は，家の中でも杖をついて動く範囲が広くなった，ということを奥様から聞いておりまして，「この頃，他の部屋にある仏壇まで，何も杖を持たないで歩いていってお経を上げている」と。

Ｄｒ：それは，座ってお経を上げているのですか？

ＭＴ：下まで座っているのか，椅子なのかは聞いていないのですが…。

Ｄｒ：椅子でしょう。

ＭＴ：お経を上げていらっしゃるということなので，今まではお経を上げていらっしゃらなかったようです。

Ｄｒ：肺活量がないので，お経を上げるのは大変難しいと思います。

ＭＴ：お経も（リハビリに）よいですよ，と言ったことはあるのですが，「いやー」という感じでした。奥様から「お経を上げているんです」とお話を聞いたので，「しんどくないですか？」と尋ねると「何ともないです」とおっしゃっているので，音楽療法では長時間声を出すことを，ほぼ2時間弱のセッションに，ちょっと体を動かしたり声を…，本人がしんどいなと思う少し先まで声を出してもらうようにしているので，そういうことの積み重ねかなと，思っています。奥様が言われていたのは，Ｋさんのお母さんが亡くなられて，お母さんにお経を上げているので，奥様は亡くなったお姑さんに「連れていかないでね」と。その気持ちは，やはりお子さんがいらっしゃらないと…。「頼むからお父さんを連れていかないでよ，と横で私言っているのですよ」っていう，そういう楽しいお話もご夫婦からお聞きしております。

Ｄｒ：今，問題となっていることは何かありますか？

ＭＴ：お天気が悪かったり，奥様が付いてこられないなどの理由で，間があく

＜症例＞　慢性閉塞性の肺疾患 COPD 男性患者（68歳）

と，少し太られたのではないか，むくんでいらっしゃるのではないか，と私は感じます。一時，続けて参加されたときは，ちょっと細身にならて，痩せました。たぶん朝から（外に）出るということだけで日常よりも動きも多いので…。
Ｄｒ：準備しますからね…。
ＭＴ：肥満ということも聞いていたのですが，体重のほうは先生のほうでは定期的に…。
Ｄｒ：（この方は）170cm で大体90kg 前後あります。
ＭＴ：重いですね。
Ｄｒ：かなり重たいです。この体重の割には，％肺活量っていう肺活量も標準の42％しかない。％1秒量というのが標準の17％しかない。1秒率が32％なので重度の呼吸不全の患者さんだから，本来でももう歩くということだけで息が上がる状態の人なのに，それでこの体重を支えなければならない。それで，動いてなくって腰が痛くって，足の筋肉が全部落ちてしまっているから，当然座ってもおなかが邪魔して息が入ってこない。ですから，しんどいと言うのは間違いなくしんどかったのだろうと，思うけどもそれが，ここ数か月の間でうまい具合にお経が唱えられる，というのは本人にとってはすごくプラス思考になってくる，ということがある。

　それで，間を（通院に来られない）雨の日をどうしたら休まずに来られるか，ということよりも，その間，おうちで同じようなトレーニングができれば，たとえそこまでいかなくても，歌を歌って楽器を叩いてができたら一番ベストなことなのでしょうが，それはできそうでしょうか？
ＭＴ：ここで渡している歌詞とか資料は，全部持って帰られています。そして，来るときに全部持って来られているので，本人に尋ねると，「たまに足をちょいちょいと動かしている」とはおっしゃるのですが，そのちょいちょいというのが，（実際のところ）どのような感じになっているのか…。
Ｄｒ：そうですね。やはり患者さん自体辛いことはしないものですからね。だから適当にしかされないのだと思いますが…。

195

ＭＴ：だから一曲歌を歌っても，童謡・唱歌では１～２分なので，その程度歌われても，あまり効果がない。病院のセッションでは，何曲か組み合わせて何十分となるのですが…。そのあたりのところがポイントかもしれません。宿題をつくりきちんと監視するのか，そこまでしてしまうと，「じゃあ，家でやるので来なくていい」という反対の気持ちも生じてきそうで…。ここに来ないとできない，ということがこの方の場合はあったほうがよいように思います。ですから，曲などをテープで渡して家でも歌ってくださいと指示すると，「ホームスタディでいいじゃないか」という感じになってしまうと，また家で閉じこもって，奥様と二人きりだけの生活になってしまうので，そのあたりのところが判断しづらいところです。今の状態で，運転もできて，まだ可能性が…，認知（症）も…。奥様は「ぼけてます」とおっしゃいますが…，お歳はいくつでした？

Ｄｒ：68歳です。ですから，まだまだ認知症が出るような歳ではないです。

ＭＴ：まだ運転できるのであれば，出てきていただいたほうが，そういう方向で考えたほうが…よいです。閉じ込めてしまわないで。

Ｄｒ：少しの雨ぐらいだったら出てくるように，これからも指導したほうがいいのかもしれません。

ＭＴ：あともうひとつ，今年になって前向きな気持ちが聞かれたのは，駐車場ですけれど，今まで病院の正面の駐車場で，病院に上がる階段がいくつかあってスロープが長かったので，駐車場まで奥さんが車いすを持ってきていつも車いすで病院に入られてたんです。ところが年明けの第一日目は，急なスロープのほうの玄関に（車を）止められて，そこは急な階段が２，３段です。すぐ上がったところに車いすが置いてあるので，初めて駐車場から病院まで歩かれたそうです。

Ｄｒ：ほう，たいしたもんです。

ＭＴ：ご本人も，「今日は病院まで歩いて来ました」って。

Ｄｒ：それは威張って言えますね。

ＭＴ：そうなんです。私たちにはなんでもないことですが，ご本人にしたら。そのときにおっしゃったのは，「昔は，あの道を私は横切ったんです」

<症例> 慢性閉塞性の肺疾患 COPD 男性患者（68歳）

と。「病院の前を横切って階段上がって来ました」と。「昔は横切って来てたんですよ」っておっしゃった。年明けにステップアップ，前向きな気持ちを聞けて私も嬉しいですって言ったときに，すぐおっしゃったのが，「でもこれ以上無理しちゃだめなんですよ」って。そのあたりを先生にもお聞きしたいのですが，本当に身体的に無理な距離っていうのが…。

Ｄｒ：データ的にはちょっと苦しくなってくる距離ではある。

ＭＴ：ですね，一般的には。でもあの方にとって，酸素が…。

Ｄｒ：トレーニングとしてはいいことだろうと思いますけど，少し距離的にも負担がかかって，酸素が落ちてくると思う。経鼻的に吸入している酸素流量を上げていくぶんにはいいのかもしれません。

ＭＴ：少し前に，病院の廊下で6分間歩行試験をしてどのぐらいの酸素飽和度の変動があるのかを測ってみたのですが，最初に5分間安静にしてから6分間の歩行試験を開始するのですが，歩行試験開始の最初の2分間は安静時と同じくらいの酸素飽和度だったんです。

Ｄｒ：ご自分のスピードに任せてですね。

ＭＴ：はい，ご自分のスピードに任せてです。2分後から落ちてきましたけど，トータルで平均酸素飽和度94％ぐらいでした。

Ｄｒ：ご本人に任せれば歩けると思うんです，止まって歩いてってしていたら。

ＭＴ：平均，安静時酸素飽和度は98％に近い状態だったものが，96％ぐらいに下がったところで，「もう，えらい，耐えられない」って言って，いったんお座りになって…。

Ｄｒ：実際の計測値は安静直後から下がってくるから，そしたら座ってからも酸素飽和度はまた少し下がる。

ＭＴ：はい。座った時点でまた少し回復してきたので，90％割るっていうところまではなかったのですが，ご本人が駐車場から歩けるとおっしゃっていたけど，この2分間で酸素飽和度が90％近くまで下がったということは，あの駐車場から旧館の病院までだったら2分間以上休まず歩くのは無理ですか？　車降りて。

Ｄｒ：とても無理，とても無理。

ＭＴ：そしたらもうかなり下がってますね，やっぱり．
Ｄｒ：下がってると思う．
ＭＴ：無理しないように．
Ｄｒ：のほうがいいとは思う．歩くのは．
　　　ここでやる分には全然問題ないと思うんだけど，サーチュレーション（酸素飽和度）見ながらやるから．外はどれぐらいどうなっているのかわからないんで．
ＭＴ：そうですね．
Ｄｒ：外はご本人に任せて．
ＭＴ：あまり勧めるようなことはしないで．
Ｄｒ：この方はけっこう自分のしんどさを自分で決める方だから．
ＭＴ：はい．そうですね．自分で決めて．
Ｄｒ：そうそう．全部する方なんで，こちらから言わなくてもするときにはするし，しないときにはしないっていう，そういう方だから任せてください．
ＭＴ：そうですね．座った状態でのクワイヤホーンとか歌唱のほうはまったくほとんど下がってないので，少々「えらいっ」とおっしゃっても，「まだ歌えますよ」などの声かけをして，続けたらいいと思います．
Ｄｒ：この方に関しての問題点としては，継続をとにかく１日でも多くトレーニングするっていうことだね．
ＭＴ：そうですね．まぁ，精神的なものを上げていくっていうのと，気分転換と，あと，もうひとつ，奥様の気分転換も一緒に．全部負担を一人で抱えていらっしゃいますので．
Ｄｒ：うんうん．病院に来て他の奥さんたちと話ができてらっしゃるし，Ｔさんの奥さんと話されたり，今日も別の奥さんのところに来て話されたり．結局，家族同士の話もできるんで，待ってる間に．それはいいことだと僕は思う．
ＭＴ：はい．ご夫婦にとって，こういった集団の参加というのは大変意義がある状態になっているのではないかと思います．
Ｄｒ：いいことです．

＜症例＞ 慢性閉塞性の肺疾患 COPD 男性患者（68歳）

ＭＴ：Kさんはこのような状態です。
Ｄｒ：はい。これからも患者さん，家族の方々のQOL向上を目指して音楽療法を続けていきましょう。

■ カンファレンス参加者リスト ■

(あいうえお順，★は各章代表執筆者，●は編者)

赤尾裕子	(本町クリニック服部神経内科)	鈴木良枝	(三重大学医学部付属病院)
浅野好孝★	(木沢記念病院・中部療護センター)	高戸紀子	(西宮音楽療法研究会)
東 和歌奈	(木沢記念病院・中部療護センター)	竹末千賀子	(公立八鹿病院中央リハビリテーション科)
阿比留睦美★	(町家「人と生活研究所音楽と植物と…」)	田中旬子	(西宮音楽療法研究会)
阿部真貴子	(三重大学大学院医学系研究科)	谷口奈緒美	(町家「人と生活研究所音楽と植物と…」)
新井理保	(日本音楽医療研究会)	田部井賢一	(三重大学大学院医学系研究科)
池場亜美	(木沢記念病院・中部療護センター)	鳥居みゆき	(木沢記念病院・中部療護センター)
伊藤純一	(木沢記念病院・中部療護センター)	中澤あすか	(NPO法人まごころ)
井戸宏美	(木沢記念病院・中部療護センター)	中野千鶴	(三重大学大学院医学系研究科)
岩井 歩	(木沢記念病院・中部療護センター)	中村千恵	(木沢記念病院・中部療護センター)
岩松鮎未	(本町クリニック服部神経内科)	野村悠一	(木沢記念病院・中部療護センター)
大沢香利	(介護職員)	初瀬尾朋香	(木沢記念病院・中部療護センター)
小川尚子	(本町クリニック服部神経内科)	服部優子★	(本町クリニック服部神経内科)
萩原敦子	(障害者支援施設山鳩よりい)	幅 拓矢	(木沢記念病院・中部療護センター)
奥村由香★	(木沢記念病院・中部療護センター)	馬場 存★	(東邦音楽大学音楽学部)
加藤玲子	(木沢記念病院・中部療護センター)	林 明人★	(順天堂大学医学部附属浦安病院)
加戸敬子	(大阪成蹊大学)	福田正悟	(ふくだ医院)
兼松由香里	(木沢記念病院・中部療護センター)	藤田梨紗	(三重大学大学院医学系研究科)
川北澄江	(三重大学医学部付属病院)	藤井光子	(公益財団法人 豊郷病院)
呉 東進★●	(京都大学大学院医学研究科)	星出美香	(日本音楽医療研究会)
神戸ひとみ	(日本音楽医療研究会)	横林 優★	(木沢記念病院・中部療護センター)
近藤清彦★	(公立八鹿病院脳神経内科)	丸田園子	(日本音楽医療研究会)
近藤将人	(本町クリニック服部神経内科)	宮本友美	(木沢記念病院・中部療護センター)
酒井那実	(木沢記念病院・中部療護センター)	村川孝彰	(木沢記念病院・中部療護センター)
佐藤正之★	(三重大学大学院医学系研究科)	山下由利子	(西宮音楽療法研究会)
佐藤真弓	(日本音楽医療研究会)	吉岡千夏	(西宮音楽療法研究会)
柴田佳苗	(木沢記念病院・中部療護センター)	米澤慎吾	(木沢記念病院・中部療護センター)
篠田 淳★	(木沢記念病院・中部療護センター)		
篠本実穂	(日本音楽医療研究会)		
清水恵美	(音楽教室うさぎのお耳)		
白木大吾	(木沢記念病院・中部療護センター)		
菅内祐輝	(木沢記念病院・中部療護センター)		

■ 編者紹介

呉　東進（ごう　とうしん）

京都大学医学部卒。京都大学医学部小児科助手，米国ペンシルベニア大学医学部神経学フェロー，東京女子医科大学准教授，同志社大学教授を経て現在，京都大学大学院医学研究科教授。日本音楽医療研究会事務局長。

著書に「赤ちゃんは何を聞いているの？　音楽と聴覚からみた乳幼児の発達」（北大路書房），「小児看護ハンドブック」（ナツメ社）など，翻訳書に「未熟児の音楽療法」（メディカ出版）など。

Eメール：go-go@umin.ac.jp

音楽療法カンファレンス

2015年5月10日　初版第1刷印刷	定価はカバーに表示
2015年5月20日　初版第1刷発行	してあります。

監修者　　日本音楽医療研究会
編著者　　呉　　東　進

発行所　　（株）北大路書房

〒603-8303 京都市北区紫野十二坊町 12-8
電　話　（075）431-0361（代）
ＦＡＸ　（075）431-9393
振　替　01050-4-2083

Ⓒ2015　　　　　　　　　印刷／製本　亜細亜印刷(株)
検印省略　落丁・乱丁はお取り替えいたします。
　　　　　ISBN978-4-7628-2896-6　Printed in Japan

・ JCOPY 〈(社)出版者著作権管理機構 委託出版物〉
本書の無断複写は著作権法上での例外を除き禁じられています。
複写される場合は，そのつど事前に，(社)出版者著作権管理機構
（電話 03-3513-6969，FAX 03-3513-6979，e-mail: info@jcopy.or.jp)
の許諾を得てください。